T0200106

Gerd Neumann

Axel Schäfer

Mikroskopische Diagnostik in der Frauenarztpraxis

Gerd Neumann
Axel Schäfer

Mikroskopische Diagnostik in der Frauenarztpraxis

Mit 195 größtenteils farbigen Abbildungen

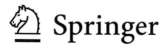 Springer

Prof. Dr. med. Gerd Neumann
Facharzt für Frauenheilkunde und Geburtshilfe
Endokrinologikum Hamburg
Zentrum für Hormon-
und Stoffwechselerkrankungen
Gynäkologische Endokrinologie
und Pränatale Medizin
Lornsenstraße 4-6
22767 Hamburg

Priv.-Doz. Dr. med. Dr. Axel Schäfer
Klinik für Frauenheilkunde und Geburtshilfe
Charité Campus Virchow-Klinikum
Augustenburger Platz 1
13353 Berlin

ISBN 978-3-642-20935-2   Springer-Verlag Berlin Heidelberg New York

Bibliografische Information der Deutschen Nationalbibliothek
Die Deutsche Nationalbibliothek verzeichnet diese Publikation in der Deutschen Nationalbibliografie; detaillierte bibliografische Daten sind im Internet über http://dnb.d-nb.de abrufbar.

Springer Medizin
Springer-Verlag GmbH
ein Unternehmen von Springer Science+Business Media
springer.de

© Springer-Verlag Berlin Heidelberg 2012

Planung: Dr. S. Höschele, Heidelberg
Projektmanagement: W. Bischoff, Heidelberg
Copy-Editing: T. Andronis, Köln
Umschlaggestaltung: deblik, Berlin
Satz: Crest Premedia Solutions (P) Ltd., Pune, India

SPIN: 80062353

Gedruckt auf säurefreiem Papier   22/2111 – 5 4 3 2 1 0

Vorwort

In fast jeder frauenärztlichen Praxis steht ein Mikroskop. Häufig ist es ein einfaches Lichtmikroskop, manchmal auch ein Phasenkontrastmikroskop, das vom Vorgänger übernommen wurde. Mitunter ist es etwas verstaubt, und man hat schon lange nicht mehr richtig hindurchsehen können, obwohl immer wieder an allen Schrauben gedreht wurde.

Das Mikroskop gehört zum Interieur eines gynäkologischen Behandlungszimmers, wird aber selten benutzt, da häufig kaum noch etwas darin erkennbar ist, weil das Gerät dringend neu eingestellt werden müsste.

Nun sind wir nicht der Meinung, dass Mikroskope in gynäkologischen Praxen generell zu einer unbedingt schützenswerten Gattung gehören. Aber wenn ein Mikroskop vorhanden ist, ist es von Vorteil, sich ein wenig damit auszukennen – denn damit lassen sich auf einfachem Wege viele Informationen gewinnen, mit denen wir unseren Patientinnen tatsächlich helfen können.

Die Betrachtung eines Nativpräparats oder gramgefärbten Präparats sind passable Methoden, mit denen einige genitale Infektionen ausreichend sicher erkannt werden können. Auch die Durchmusterung des alljährlichen zervikalen zytologischen Abstrichs in der Färbung nach Papanicolaou kann weitere Informationen zu eventuellen Infektionen geben. Allerdings haben nur noch wenige von uns die Qualifikation zur Beurteilung eines Pap.-Ausstrichs im Rahmen der Exfoliativzytologie. Großlabore haben hier den Markt übernommen.

Für die mikroskopische Beurteilung eines Präparats in der Praxis erhält ein Arzt nur noch Centbeträge von den kassenärztlichen Vereinigungen. Also haben wir uns gefragt, ob es denn überhaupt noch sinnvoll ist, ein Buch über die mikroskopische Untersuchung der vaginalen Flora zu schreiben. Was dafür sprach, waren letztlich 2 Argumente. Erstens: die Kosten, denn die Mikroskopie ist sehr einfach und preiswert. Und zweitens: Die Mikroskopie wird kaum noch in der Facharztausbildung vermittelt.

In vielen Kliniken gibt es kein Mikroskop mehr, weder in der Ambulanz noch auf der Station. Die Kliniken sind meist operativ ausgerichtet, und selbst wenn ein Mikroskop in einer Klinik vorhanden ist, wissen meist nur wenige, wie man es pfleglich bedient und wie man das Mikroskopierbild interpretiert. Und in der Praxis, dem Ort, an dem die Mehrheit der gynäkologischen Infektionen zu diagnostizieren ist, stehen viele vor einem Problem: Es fehlt ihnen das mikroskopische Know-how. Aus diesem Grund neigen viele Kolleginnen und Kollegen dazu, mikrobiologische Abstriche zu versenden. Und wenn da einige Bakterien den Transport zum Labor überlebt haben, wird nach Resistenzlage antibiotisch behandelt.

Wir meinen, dass diese Handlungsweise dem polymikrobiellen Charakter der Besiedlung der Scheide nicht gerecht wird. Deshalb möchten wir mit diesem Buch eine Einführung in die mikroskopische Technik geben, damit alle in der Lage sind, ihr Mikroskop funktionsfähig zu halten und einzustellen. Zudem wollen wir die Hauptkriterien für die mikroskopische Beurteilung von Abstrichpräparaten nahebringen, um mit Hilfe einer mikroskopischen Untersuchung genitale Infektionen nicht nur zu diagnostizieren, sondern auch hilfreiche Therapien daraus abzuleiten. Dabei sind wir uns durchaus bewusst, dass auch der Mikroskopie bei der Beurteilung von Beschwerden im Genitalbereich Grenzen gesetzt sind.

Die Mikroskopie ist mit einem Nativpräparat oder einem gramgefärbten Präparat rasch durchführbar und trotz Einschränkungen von Spezifität und Sensitivität auch aussagekräftig. Die erzielten Ergebnisse sind in vielen Fällen richtungweisend für therapeutische Sofortmaßnahmen, oder es ergeben sich Hinweise für den Einsatz einer weiterführenden, spezifischen mikrobiologischen sowie molekulargenetischen Diagnostik.

In vielen Frauenarztpraxen bestehen gegenwärtig Informationsdefizite zu den Qualitätsstandards der mikroskopischen Diagnostik von Vaginalinfektionen. Diese beziehen sich nicht nur auf die Frage, wann eine Untersuchung indiziert ist, sondern auch auf die Technik der Probenentnahme der Vaginalabstriche, die praxisrelevanten Färbemethoden, die mikroskopische Technik sowie auf die Interpretation der mikroskopischen Bilder. Die Durchführung einer mikroskopischen Infektionsdiagnostik im Bereich des weiblichen Genitale erfordert ein gewisses Fachwissen aus Theorie und Praxis.

Im vorliegendem Handbuch sind die langjährigen Erfahrungen der Autoren aus der Frauenarztpraxis sowie aus den zahlreichen durchgeführten Mikroskopiekursen eingeflossen. Es wurden außerdem Qualitätsstandards für die mikroskopische Infektionsdiagnostik zusammengestellt, die speziell für die frauenärztliche Praxis und Klinik von Bedeutung sind.

Prof. Dr. G. Neumann
Priv.-Doz. Dr. Dr. A. Schäfer

Inhaltsverzeichnis

Grundlagen

1

Der Mensch trägt an und in sich mehr Bakterien, als sein Körper Zellen hat. Das ist die Biolast, mit der er zu leben hat (◘ Tab. 1.1). An der Haut, im Urogenitalsystem, in der Mundhöhle und vor allem im Darm leben Schwärme verschiedener Bakterienspezies. So siedeln z. B. auf der Haut vor allem Staphylokokken wie Staphylococcus aureus und epidermidis, aber auch Streptokokken. In den Talkdrüsen, in denen der Sauerstoffgehalt abnimmt, leben vorwiegend Anaerobier wie Korynebakterien. In meist geringer Zahl lassen sich dort auch Sprosspilze der Gattung Candida nachweisen.

In der Vaginalflora finden sich über 100 Spezies von meist anaeroben Mikroorganismen sowie häufig Sprosspilze, Viren und seltener Protozoen.

Die meisten Mikroorganismen sind in den unterschiedlichen Habitaten harmlose Kommensalen. Sie alle aber tragen mit besonderen biologischen Fähigkeiten dazu bei, dass sie als polymikrobielle Gruppe an ihrem Standort überleben. Bestimmte Eigenschaften können sogar für den Wirt nützlich sein. Andererseits aber entwickeln sie auch Mechanismen, durch die sie der Abwehr des Wirts effektiv entgehen.

Die Resident- und Transientflora der Vagina ist das wichtigste Erregerreservoir für genitale Infektionen.

Mikroorganismen können ihr Wachstumsverhalten ändern und plötzlich pathogen werden, wenn ihre Keimzahl am Ort die Keimtoleranzgrenze überschreitet. Hinzu kommt, dass sie als typische Siedler an Oberflächen oder in Hohlorganen nicht nur frei herumschwimmen als planktonische Wesen. Mikroorganismen organisieren sich, haften an der Oberfläche der Zellen und betten sich in eine schützende Polysaccharidmatrix ein. Weil Antibiotika nur langsam in diese Matrix eindringen können, sind die Mikroorganismen so teilweise geschützt.

Im gynäkologisch-geburtshilflichen Fachbereich ist die Resident- und Transientflora der Vagina das wichtigste Erregerreservoir für genitale Infektionen. Sie bildet einen ätiologisch wichtigen Faktor für das Auftreten von Zervizitis, Adnexitis mit ihren Folgeerkrankungen sowie für infektiöse Komplikationen nach operativen Eingriffen. Bei Schwangeren besteht insbesondere ein Zusammenhang mit der präpartalen Infektion, mit Frühgeburtlichkeit und postpartaler Endomyometritis.

◘ **Tab. 1.1** Biolast von Mikroorganismen an verschiedenen Körperregionen

Reservoir	Biolast oder »colony forming units«/g	Aerobier : Anaerobier
Haut	10^{4-6}	1:10
Mundhöhle	10^{6-8}	1:10
Vaginal	10^{8-9}	1:100
Gastrointestinal	10^{11-12}	1:1000

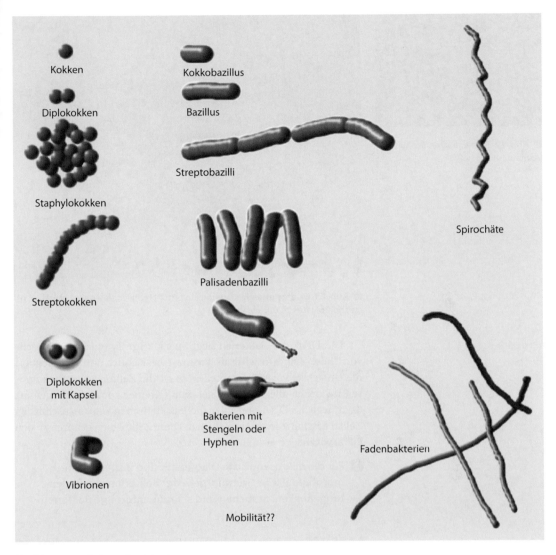

Kokken

Kokkobazillus

Diplokokken

Bazillus

Streptobazilli

Staphylokokken

Spirochäte

Streptokokken

Palisadenbazilli

Diplokokken
mit Kapsel

Bakterien mit
Stengeln oder
Hyphen

Fadenbakterien

Vibrionen

Mobilität??

◘ **Abb. 1.1** Morphologie der Bakterien

1.1 Infektionserreger

1.1.1 Bakterien

Bakterien sind sehr kleine, einzellige Lebewesen, die meistens zwischen 0,2 und 2,0 μm groß sind und sich durch einfache Querteilung vermehren. Es handelt sich dabei um selbstständige Lebewesen, die eine Zellstruktur besitzen und die zum Leben erforderliche Energie durch einen eigenen Stoffwechsel gewinnen. Die kleinen, artspezifisch rundlichen, gebogenen, gekrümmten oder gestreckten, kompakt kugeligen oder auch spindeldürren Zellen besitzen keinen Zellkern und keine sonstigen Zellkörperchen (◘ Abb. 1.1).

Bakterien gehören zu den Prokaryoten, einer Zellform ohne Zellkern.

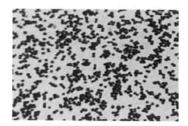

■ Abb. 1.2 Kokkenflora in der Methylenblaufärbung (×400)

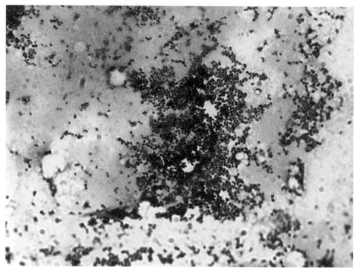

■ Abb. 1.3 Dichte Kokkenbesiedlung eines mit Methylenblau gefärbten Abstrichpräparates (×200)

Die DNA der Bakterien liegt »nackt« im Zytoplasma der Zelle vor. Diese Zellform wird als Protozyt bezeichnet und repräsentiert die einfachste vollständige Zelle. Sie ist die Zellform der **Prokaryoten**, zu denen alle Bakterien gehören (Kremer 2002). Im Gegensatz dazu liegt die DNA von pflanzlichen, tierischen und menschlichen Zellen geschützt in einem Zellkern. Diese Zellformen gehören zu den **Eukaryoten**.

> Für die mikroskopische Diagnostik sind insbesondere 3 morphologische Grundformen der Bakterien von Bedeutung: Kokken, Stäbchen und schraubenförmige Bakterien.

■ **Kokken**

Bei den Kokken handelt es sich morphologisch um runde oder ovale Bakterien, deren Durchmesser etwa 0,1 μm beträgt. Kokken treten einzeln auf oder lagern sich zusammen. Dabei kommen sie als »brötchenähnliche« Paare (Diplokokken), Vierergruppen (Tetraden) oder Achtergruppen (Sarzinen) vor. Kokken können auch in größeren, traubenartigen Haufen (Staphylokokken) oder in Kettenform (Streptokokken) vorkommen (■ Abb. 1.2; ■ Abb. 1.3).

■ **Stäbchen**

Stäbchen sind gestreckte, zylinderförmige Bakterien mit einer Länge von ca. 6 μm. Sie bilden eine große Gruppe mit vielen Formen und Arten. Man unterscheidet Kurzstäbchen und Langstäbchen (bis zu 10–15 μm). Stäbchenförmige Bakterien können plump (kokkoid) oder schlank aussehen. Die Enden der Stäbchen sind entweder spitz, abgerundet oder beinah rechteckig. Stäbchenbakterien können begeißelt

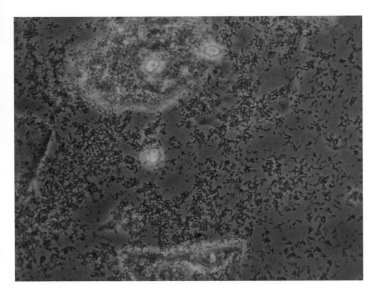

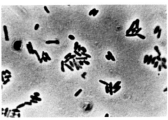

Abb. 1.5 Stäbchenbakterien, Reinkultur von E.coli (×1.000)

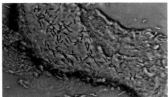

Abb. 1.4 Verdrängung der Laktobazillen und Übersiedlung mit Stäbchen und Kokken

Abb. 1.6 Epithelzelle mit aufliegenden stäbchenförmigen Bakterien. Nebenbei sieht man den Austritt von Zytoplasma durch Membranschädigung

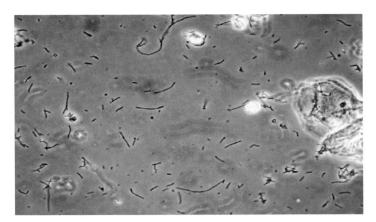

Abb. 1.7 Nicht mobile, längliche Laktobazillen im Nativpräparat; zum Größenvergleich am Rand 2 Epithelzellen und im Präparat sichtbare Leukozyten

oder unbegeißelt sein. Sie lassen sich grampositiv oder gramnegativ anfärben (**Abb. 1.4; Abb. 1.5; Abb. 1.6; Abb. 1.7**).

▪ Schraubenförmige Bakterien

Manche Bakterien sind schraubenförmig gekrümmt und zeigen unter dem Mikroskop sogar voll ausgebildete Windungen (Treponema pallidum) (**Abb. 1.8**).

Durch Färbemethoden können die Mikroorganismen in gramnegative und grampositive Bakterien unterschieden werden. Die unterschiedliche Färbbarkeit hängt von der Zusammensetzung der Zellmembran ab.

1

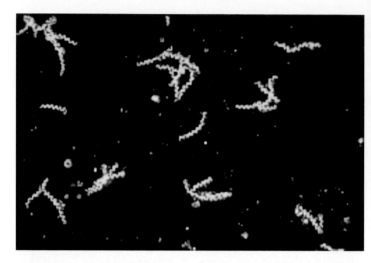

◩ **Abb. 1.8** Treponema pallidum im Dunkelfeld

■ **Mobilität**

Viele Bakterien haben eine eigene Art, sich zu bewegen, was sich ausschließlich im Nativpräparat und in der Phasenkontrastmikroskopie beobachten lässt. Doch genau in den spezifischen Bewegungen liegen wichtige Informationen: Laktobazillen liegen still und bewegungslos. Vibrionen schlingern durch das Präparat, Spirochäten und Spirillen drehen sich wie Korkenzieher.

❯ Durch Anfärbungen, aber auch anhand spezifischer Bewegungsmuster lassen sich Bakterien unter dem Mikroskop unterscheiden.

1.1.2   Viren

Da Viren keinen eigenen Stoffwechsel haben, brauchen sie zur Vermehrung die Organellen ihrer Wirtszelle.

Viren sind nichtzelluläre, äußerst kleine Partikel mit Nukleinsäuren, die die Information zu ihrer Vermehrung und zum Zusammenbau tragen. Die einzelnen Viruspartikel werden als Vibrionen bezeichnet, sie sind die extrazelluläre Transportform eines Virus. Es besteht aus einer »Kapsid« genannten Proteinhülle mit einer Vielzahl einzelner Bauteile (Kapsomere), die sich selbstständig zu regelmäßigen Mustern zusammenfügen. Manche Viren sind zusätzlich von einer Membran umhüllt. Der spezifische Virusdurchmesser liegt etwa zwischen 30 und 300 nm.

Im Gegensatz zu Bakterien besitzen Viren keinen eigenen Stoffwechsel. Sie bedürfen zu ihrer eigenen Vermehrung der Organellen ihrer Wirtszelle. Der Syntheseapparat der Wirtszelle wird durch das Virus zur Herstellung der einzelnen Virusbestandteile »umprogrammiert«. Die Virusbestandteile mitsamt ihrer Nukleinsäuren lagern sich zum kompletten Virus zusammen und werden dann aus der

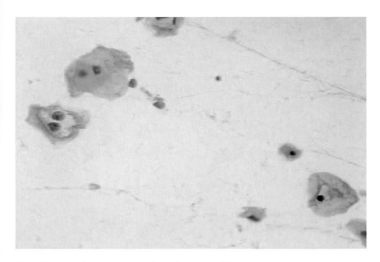

■ **Abb. 1.9** Koilozyt mit Doppelkern bei HPV-Infektion (×400)

Zelle ausgeschleust. Viren sind wirtsspezifisch. Der Klassiker eines Virusstigmas einer Epithelzelle ist der Koilozyt. Dabei lagern sich die Humanen Papillomaviren (HPV) um den Kern, sodass im Mikroskop eine sog. perinukleäre Aufhellungszone in der Färbung nach Papanikolaou zu erkennen ist (■ Abb. 1.9). Das ist jedoch nur ein Hinweis und kein Beweis für eine Infektion mit Papillomaviren.

1.1.3 Sprosspilze

Pilze sind höher entwickelte Lebewesen als die prokaryotischen Bakterien. Sie zählen zu den Eukaryoten und besitzen einen Zellkern, der mit einer Kernmembran vom Zytoplasma abgetrennt ist. Das Zytoplasma beinhaltet die Strukturen für die Proteinsynthese, die an den zahlreichen Ribosomen stattfindet. Diese sind am endoplasmatischen Retikulum entlang aufgereiht.

Ein weiteres Charaktermerkmal der Pilzzelle ist die starre Zellwand, die zu 90 % aus Polysacchariden wie Glukanen und Mannanen sowie aus Chitin besteht.

Sprosspilze sind keine homogene, sondern eine heterogene Pilzgruppe, die sich durch Zellsprossung vermehrt. Beim Wachstum durch Sprossung bildet sich an der Mutterzelle eine Ausstülpung, die sich mit Protoplasma und einem Zellkern füllt. Durch Abschnürung trennt sich schließlich die Spross- oder Tochterzelle von der Mutterzelle (■ Abb. 1.10; ■ Abb. 1.11; ■ Abb. 1.12). Aus Sprosszellen kann ein fädiger, verzweigter Zellverband, das sog. Pseudomyzel, entstehen. In vielen Fällen ist die Gestaltung des Pseudomyzels ein gattungs- oder artspezifisches Merkmal. Ein charakteristisches Pseudomyzel bilden z. B. die Arten der Gattung Candida, ohne Pseudomyzelbildung wachsen dagegen die Torulopsisgattungen.

> Sprosspilze gehören zu den Eukaryoten, einer Zellform mit Zellkern. Sprosspilze vermehren sich durch Zellsprossung.

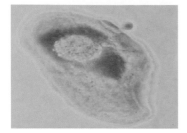

◖ Abb. 1.12 Epithelzelle mit kleiner ansitzender Blastospore (Phasenkonrast, ×1.000)

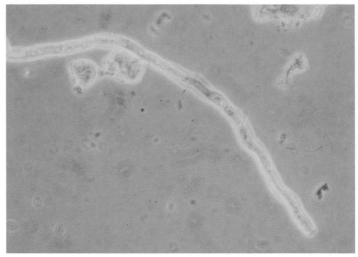

◖ Abb. 1.10 Sprossender Keimschlauch bei Candida. Mit 2 Leukozyten (Phasenkonrast, ×1.000)

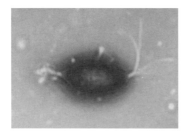

◖ Abb. 1.13 Trichomonas vaginalis in Vitalform mit Geißeln (×1.000)

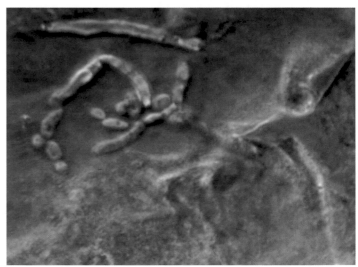

◖ Abb. 1.11 Epithelzelle mit anhaftender Candidapseudohyphe (Phasenkonrast, ×1000). Durch Abschnürung trennt sich die Spross- oder Tochterzelle von der Mutterzelle

1.1.4 Protozoen

Protozoen gehören zu den Eukaryoten und sind besonders anpassungsfähig.

Protozoen sind einzellige Lebewesen, die als Parasiten leben. Sie besitzen einen Zellkern und Zellorganellen wie Mitochondrien und den Golgi-Apparat. Viele Protozoen besitzen Geißeln, mit denen sie sich fortbewegen. Im Gegensatz zu den Bakterien, die keinen Zellkern haben und deswegen zu den Prokaryoten zählen, rechnet man die Protozoen zu den Eukaryoten (◖ Abb. 1.13).

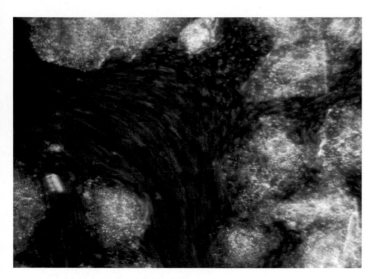

Abb. 1.14 Epithelzellen mit Bakterien, die durch Eigenbewegung durch die Zwischenräume strömen. (Die Keimdichte ist sehr hoch, und durch ihre Mobilität gewinnen wir beim Mikroskopieren oft den Eindruck, als würden wir die Highways von Los Angeles zur Rushhour von oben betrachten)

Eine besondere Eigenschaft der Protozoen ist ihre besondere Anpassungsfähigkeit an die unterschiedlichsten Lebensbedingungen. Ihre Vermehrung kann geschlechtlich oder ungeschlechtlich erfolgen. Protozoen können auf unterschiedlichen Wegen von Wirt zu Wirt übertragen werden. Zum Beispiel können gegen Umwelteinflüsse sehr widerstandsfähige Dauerstadien (Zysten) über den Kot von Mensch oder Tier übertragen werden oder auch über einen Zwischenwirt. Das häufigste vaginal anzutreffende Protozoon wird durch sexuellen Kontakt übertragen.

1.2 Biofilmbildung

Bei einer beginnenden Übersiedlung der bakteriellen Flora durch meist anaerobe Keime erhöht sich die Keimzahl und die Bakterien sind mobil (Abb. 1.14).

Ein Teil der Bakterien bewirkt eine Biofilmauflagerung, d. h. einen bakteriellen Besatz auf der Oberfläche der Epithelzelle, ein Phänomen, das sich mikroskopisch als »clue cell« gut erkennen lässt (Abb. 1.15). Die Bilder sind nicht immer so eindeutig, denn der Prozess, aus dem sich eine Veränderung der Flora entwickelt, ist meist langwierig.

Als typische Siedler an Oberflächen oder in Hohlorganen schwimmen die fakultativ pathogenen Mikroorganismen der Vaginalflora im Volumenkompartement der Vagina nicht nur als planktonische Wesen frei herum, sondern sie organisieren sich und haften an der Oberfläche der Zellen. Sie betten sich in eine Polysaccharidmatrix ein, die sie schützt (Abb. 1.16).

Mikroorganismen der Vaginalflora organisieren sich, haften an der Oberfläche der Zellen und betten sich in eine schützende Polysaccharidmatrix.

1

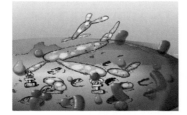

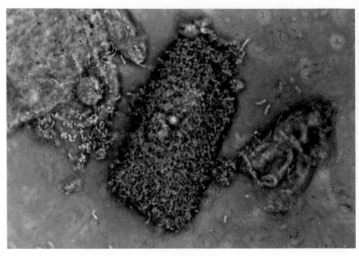

☐ **Abb. 1.16** Schematische Darstellung eines gemischten Biofilms von Candida mit Bakterien

☐ **Abb. 1.15** Epithelzelle mit massiver bakterieller Besiedlung der Oberfläche im Biofilm (Nativpräparat)

Anfänglich lagern sich die planktonischen Formen an der Oberfläche locker und reversibel an. Steigt die Zahl der Bakterien, entwickelt sich eine Kolonie, die ihr Verhalten durch veränderte Genexpression wandelt. Es werden vermehrt Polysaccharide freigesetzt, die den Biofilm bilden. Dabei können auch unterschiedliche Spezies beteiligt sein, die gemeinsam den Film bilden. Im Film formen sich Kanäle, durch die Nahrungsbestandteile heranfließen können. Häufig ist der bakterielle Stoffwechsel deutlich heruntergefahren und das Wachstum deutlich verlangsamt.

Die Lebensvorgänge der Bakterien im Biofilm unterscheiden sich deutlich von denen im planktonischen Zustand.

In Biofilmen leben normalerweise verschiedene Mikroorganismen gemeinsam. Im Abstand von wenigen hundert Mikrometern können aerobe und anaerobe Zonen vorkommen, sodass aerobe und anaerobe Mikroorganismen eng nebeneinander leben können (Multispeziesbiofilm) (☐ Abb. 1.17).

Bakterien im Biofilm kommunizieren über Signalmoleküle miteinander.

Der Film ist eine Art Superkolonie, in der die Bakterien auch vor Antibiotika geschützt werden, weil diese nur langsam in die Matrix eindringen können. Durch die Freisetzung von Signalmolekülen, ein Prozess, der als »Quorum sensing« (interzelluläres Kommunikationssystem, das auch genetische Programme aktiviert) bezeichnet wird, können die Bakterien in diesen Kolonien kommunizieren (Singh et al. 2000) und sich z. B. plötzlich aktivieren.

Infolge der Vermehrung der Zellen, die sich an einer Oberfläche angelagert haben, kommt es zu einer Ausbreitung der Organismen. Die Oberfläche wird in Form eines Biofilms erst flächig besiedelt. Gleichzeitig oder später wachsen die Biofilme mehrschichtig auf und bilden schließlich heterogene dreidimensionale Strukturen.

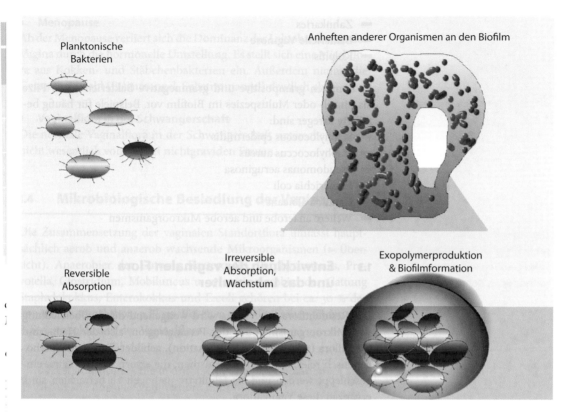

Abb. 1.17 Mehrstufige Entwicklung eines Biofilms mit polymikrobieller Zusammensetzung

In den tieferen Schichten des Biofilms kommt es leicht zu einem Substrat- oder Sauerstoffmangel. Daher haben fakultativ anaerobe bzw. strikt anaerobe Bakterien in diesem Milieu einen Wachstumsvorteil gegenüber den aeroben Mikroorganismen.

Die Matrix bietet mechanische Stabilität und erlaubt es den Biofilmorganismen, langfristige synergistische Wechselwirkungen aufzubauen und Hungerperioden zu überstehen; sie verhindert auch das Abschwemmen extrazellulärer Enzyme. Der Biofilm bietet dem einzelnen Mikrolebewesen einen ausgezeichneten Schutz. So steigt die Toleranz gegenüber pH-Schwankungen und Bakteriziden.

❯ **Bei mehr als 60 % aller bakteriellen Infektionskrankheiten schützen sich die Erreger durch die Bildung von Biofilmen vor den Abwehrkräften des Immunsystems.**

Biofilme werden mit einer Reihe von Infektionen in Verbindung gebracht. Beispiele hierfür sind:
— Wundinfektionen
— Bakterielle Endokarditis
— Periodontitis
— Urethritis
— Prostatitis

Nativpräparat (×400)	
Epithelzellen Reif oder unreif? Zytolyse? Bakterieller Biofilm?	**Bakterien** Laktobazillen? Andere Bakterien? Form und Mobilität? Bakterieller Biofilm?
Eigene Zellen wie **Leukozyten...** Menge? Toxische Granulationen Bizarre Formen **... und Erythrozyten** Bikonkav Stechapfel Ghost	**Fremdzellen und andere** **Objekte** Trichomonas? Sporen oder Hyphen? (Stärkekörner von Salben etc.)
Klinik: Fluor und Beschwerden	

Abb. 1.19 Mikroskopisch erkennbare Strukturen im Nativpräparat

der Abbildung als rote kleine Stäbchen dargestellt) >1 μm dick und 2–10 μm lang.

Von den körpereiggenen Zellen sind **Leukozyten** (gelb) selten größer als 15 μm. Polymorphnukleare Zellen haben zusätzlich einen gelappten Kern.

Erythrozyten (rot) sind ca. 7–10 μm groß und erscheinen abgeflacht mit zentraler Delle. Im Nativpräparat kommen sie auch als Ghost, als Membranhülle, vor und sind dann rund. Sie sind auf jeden Fall größer als Blastosporen.

Die Mikroskopie der Vaginalabstriche gewährt eine Momentaufnahme aus dem Biotop Vagina, und das Nativpräparat unter dem Phasenkontrastmikroskop eine kurze Videosequenz jener Biopartner oder auch Kombattanten, die im Biotop in verdünnter Form vorhanden sind.

Man sieht die Vielfalt der Flora, ohne dass deren genaue Zusammensetzung identifizierbar ist. Die Reaktionen des Körpers zeigen sich durch die Anwesenheit von Abwehrzellen wie Leukozyten und Makrophagen und durch Veränderungen des Platten- und manchmal auch des Drüsenepithels.

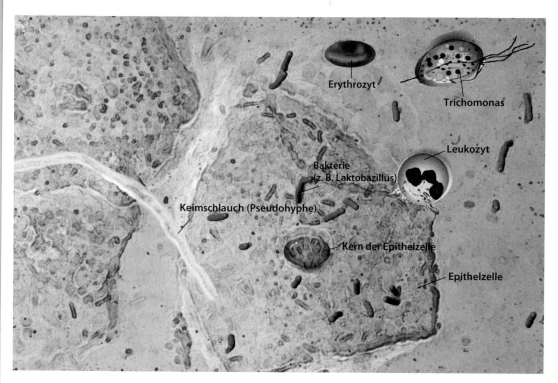

Erythrozyt

Trichomonas

Leukozyt

Bakterie
(z. B. Laktobazillus)

Keimschlauch (Pseudohyphe)

Kern der Epithelzelle

Epithelzelle

◻ Abb. 1.20 Schematische Darstellung der Größenunterschiede von morphologischen Strukturen im Nativpräparat.

Blastosporen sind bis zu 5 μm groß, Sprosspilzzellen zeigen mitunter kleine Sprossungen und können daraus Pseudohyphen (bräunlich) entwickeln, welche als >100 μm lange Fäden imponieren, die auch septiert sein können.

Trichomonaden (neutral, Geißeln) sind länglich geformt und meist gut an ihrer Eigenbewegung zu erkennen.

Dies sind natürlich sehr grobe Kriterien, die aber einer polymikrobiellen Besiedlung gegenüber angemessen sind.

Die Mikroskopie erlaubt einen differenzierten Einblick in den Biotop Vagina.

2

2.1   Historie

Die Geschichte des Lichtmikroskops umfasst, über die Jahrhunderte betrachtet, eine so große Datenfülle, dass an dieser Stelle nur über einige historische Grundzüge seiner Entwicklung berichtet werden kann. Der geschichtlich interessierte Leser wird zur Vertiefung in die Materie daher auch auf die Homepage des virtuellen Mikroskop-Museums (www.mikroskop-museum.de) verwiesen, wo die Historie der Mikroskopie sehr umfangreich von ihren Anfängen bis zur heutigen Zeit beschrieben wird.

▪▪ Grundzüge der Geschichte des Mikroskops

Die Lichtmikroskopie wurde Ende des 16. Jahrhunderts entwickelt.

Die ersten Ansätze der Mikroskopie sind bereits um 500 vor Christus zu erkennen. Griechen und Römer benutzten Lupen als Brenngläser, um Objekte zu vergrößern.

Die älteste bekannte Mikroskopietechnik ist die Lichtmikroskopie, die etwa Ende des 16. Jahrhunderts entwickelt wurde. Der Erfinder des zusammengesetzten, aus einem Objektiv und einem Okular bestehenden Mikroskops lässt sich heute aber nicht mehr genau bestimmen.

Der Brillenschleifer Hans Jansen aus Holland konstruierte 1595 ein Mikroskop, das aus 3 gegeneinander verschiebbaren Röhren mit einer Gesamtauszugslänge von 45 cm und einer 3- bis 9-fachen Vergrößerung bestand. Im 17. und 18. Jahrhundert gab es eine Vielzahl von Herstellern modifizierter Mikroskopmodelle, die die Geräte auf empirischer Basis durch Ausprobieren unterschiedlicher Linsenkombinationen entwickelten. Darüber hinaus wurde auch viel Aufwand und Mühe in das äußere Erscheinungsbild der Instrumente gesetzt, wodurch ein Widerspruch zwischen der äußeren Mikroskopstruktur – quasi als Schauobjekt angefertigt – und der Qualität der erzeugten Bilder entstand (◻ Abb. 2.1).

1610 entwickelte Galileo Galilei ein zusammengesetztes Mikroskop, das aus einer Zerstreuungslinse als Okular und einer Sammellinse als Objektiv bestand. 1619 stellte Cornelius Drebbel ein zusammengesetztes Mikroskop mit zwei konvexen Linsen vor.

Antony van Leeuwenhoek erreichte seit 1637 bereits 40- bis 270fache Vergrößerungen.

Etwa um die Mitte des 17. Jahrhunderts begannen Leeuwenhoek in Holland und Hook in England mittels eigener zusammengesetzter Mikroskopkonstruktionen naturwissenschaftliche Forschungen an Insekten und Pflanzen durchzuführen. Die von Robert Hooke (1635–1703) noch in Unkenntnis der Gesetze der Optik entwickelten zusammengesetzten Mikroskope besaßen bereits im Ansatz den optischen Grundaufbau, den auch die heutigen Instrumente aufweisen. Antony van Leeuwenhoek entwickelte seit 1637 insgesamt über 200 Mikroskoptypen, mit denen er 40- bis 270-fache Vergrößerungen erreichte.

1691 stellte der Jesuitenpater Filippo Buonanni eine optische Bank vor, auf der ein Beleuchtungsapparat mit einem Mikroskop zur Durchlichtuntersuchung kombiniert war. Um ein Fixieren der Objektträger an diesem horizontalen Mikroskop zu ermöglichen, baute

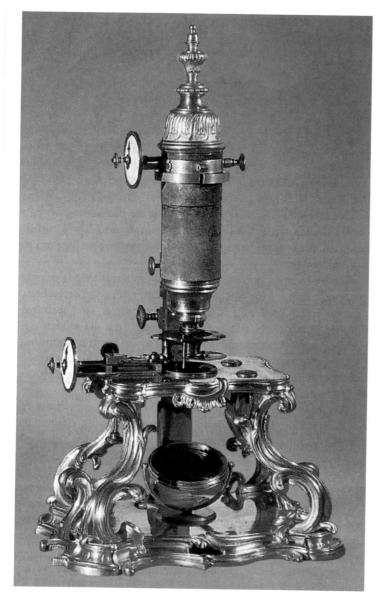

Abb. 2.1 Mikroskop aus dem 18. Jahrhundert: Widerspruch zwischen dem äußeren Erscheinungsbild (Schauobjekt) und der Qualität der erzeugten Bilder (Kapitza 1997)

er eine Federhalterung, die das Präparat gegen eine durchlochte Messingplatte drückte. Er beschrieb auch den ersten Objektträger – eine Schiene aus Elfenbein mit 4 Öffnungen, in die Präparate zwischen 2 dünne Glimmerplatten montiert wurden.

1712 konstruierte Christian Gottlieb Hertel ein Mikroskop, bei dem sich erstmals ein Beleuchtungsspiegel (Planspiegel) unterhalb des Präparats befand. Eine weitere wegweisende Neuerung seiner

2

◘ **Tab. 2.1** Lichtfilterfunktionen des Mikroskops	
Lichtfilter	Filterfunktion
Matt- und Farbfilter	– Betrachtung sehr heller oder klarsichtiger Präparate – Ausleuchtung von mikroskopischen Präparaten
Neutrale Graufilter	– Lichtdämpfung
Tageslichtfilter	– Blaufilter: Filterung des »Rotanteils« im Kunstlicht
Farbausgleichsfilter	– Grünfilter: Kontrastierung bestimmter Strukturen – Gelb-Grün-Filter: bei der Phasenkontrastmikroskopie – Einschränkung des Spektralbereichs – Kontrastverschärfung

verfahren werden im Einzelnen nur durch die Gesetze der Wellen-optik verständlich.

Im Rahmen unserer praxisrelevanten Darstellungen ist es nicht möglich, tiefer auf die einzelnen physikalischen Kenngrößen einzu-gehen. Es wird lediglich versucht, einen applikativen Bezug für den Benutzer des Mikroskops herzustellen.

2.3.1   Okulare

Die aus mehreren Linsen zusammengesetzten Okulare nehmen das vom Objektiv im Tubus erzeugte Zwischenbild auf, vergrößern es und projizieren es auf die Netzhaut des Auges. Die Okulare der Hersteller sind jeweils für die eigenen Objektivserien optimiert und weisen un-terschiedliche Vergrößerungen auf.

Bei den Routinemikroskopen in der Praxis besteht normalerweise eine 10fache Okularvergrößerung.

- **Sehfeld/Sehfeldblende**

Das vom Mikroskopobjektiv entworfene Zwischenbild entsteht in der sog. Sehfeldblende des Okulars. Deren Durchmesser (in mm) ist die Sehfeldzahl eines Okulars. Die Sehfeldzahl bestimmt die Größe des Gesichtsfelds des Beobachters. Je größer ihr Wert ist, desto größer ist die Fläche des Präparats, die der Beobachter überblickt. Die gängigs-ten Sehfeldzahlen sind 18 (Routinemikroskope) und 20–22 (Labor- und Forschungsmikroskope) (◘ Tab. 2.2).

2.3.2   Objektive

Das Objektiv besteht aus mehreren Einzellinsen und ist zuständig für die Abbildung **des Objekts in der Zwischenbild-ebene.**

Das Objektiv ist eines der wichtigsten Teile des Mikroskops. Es ist aus mehreren Einzellinsen zusammengesetzt, verbunden mit einer geeigneten Linsengeometrie. Die Linse besteht aus einem optisch

Tab. 2.2 Gängige Sehfeldzahlen für Okulare und das sich daraus ergebende Objektfeld (im Präparat überschaubar bei Verwendung eines Objektivs mit Maßstabszahl 10)	
Sehfeldzahl (mm)	**Objektfeld (Ø mm)**
Routinemikroskope: 18	1,8
Labor-/Forschungsmikroskope: 20	2,0

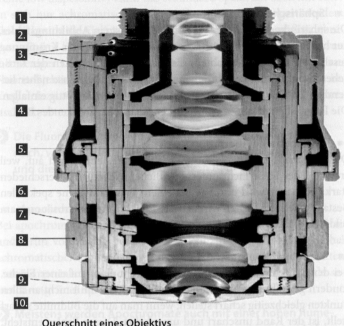

Querschnitt eines Objektivs
1. Objektivgewinde
2. Anlagefläche des Objektivs
3. Federsystem für den Präparateschutz-Mechanismus
4.-7. Linsengruppen zur Korrektur von Bildfehlern
8. Korrektionsring zur Anpassung an abweichende
   Deckglasdicken oder Temperaturen
9. Frontlinsensystem
10. Frontlinsenfassung

◨ **Abb. 2.4** Querschnitt durch ein Hochleistungsobjektiv (Carl Zeiss Microlmaging 2011): 1. Objektivgewinde; 2. Anlagefläche des Objektivs; 3. Federsystem für den Präparateschutz-Mechanismus; 4.–7. Linsengruppen zur Korrektur von Bildfehlern; 8. Korrektionsring zur Anpassung an abweichende Deckglasdicken oder Temperaturen; 9. Frontlinsensystem; 10. Frontlinsenfassung

wirksamen Bauelement mit 2 lichtbrechenden Flächen, von denen mindestens eine Fläche konvex oder konkav gewölbt ist (◨ Abb. 2.4).

Die Funktion des Objektivs ist hauptsächlich ausgerichtet auf die Abbildung des Objekts in der Zwischenbildebene. Die Größe des er-

◘ Tab. 2.3 Beschriftung der Objektive

Merkmal	Kennzeichnung
Vergrößerung oder Maßstabzahl	z. B. 40x
Nummerische Apertur des Objektivs	0,70
Fokuslage des Objektivs, paralleler Strahlengang (unendlich – korrigiert)	Unendlich
Objektiv für eine bestimmte Deckglasdicke berechnet	0,17
Trockenobjektiv oder Immersionsobjektiv für Öl, Glyzerin, Wasser	Öl, Glyz., W
Farbkorrektion	z. B. Apo., Planapo, FL (Fluoritobjektiv)
Spezieller Verwendungszweck	z. B. Ph (für Phasenkontrast)

◘ Tab. 2.4 Farbkennzeichnung der Mikroskopobjektive

Farbkodierung der Vergrößerung: Maßstabzahl	Farbring am Objektiv
10	Gelb
20	Grün
40	Blau
100	Weiß

◘ Tab. 2.5 Farbkodierung der Objektive für zu verwendende Immersionsflüssigkeiten

Immersionsflüssigkeit	Farbring
Öl	Schwarz
Wasser	Weiß
Glyzerin	Braun
Multi	Rot

2.3.3 Grundbegriffe des optischen Systems

Ein Lichtmikroskop besteht aus einem optischen Projektionssystem (Objektiv) und dem als Lupe wirkenden Okular. Aufgrund der zweistufigen Vergrößerung werden diese Mikroskope auch als zusammengesetzte Mikroskope bezeichnet.

Um die verschiedenen lichtmikroskopischen Verfahren einzuordnen und in ihrer Bildgebung zu interpretieren ist das grundsätzliche Verständnis einiger physikalischer Grundlagen von Bedeutung.

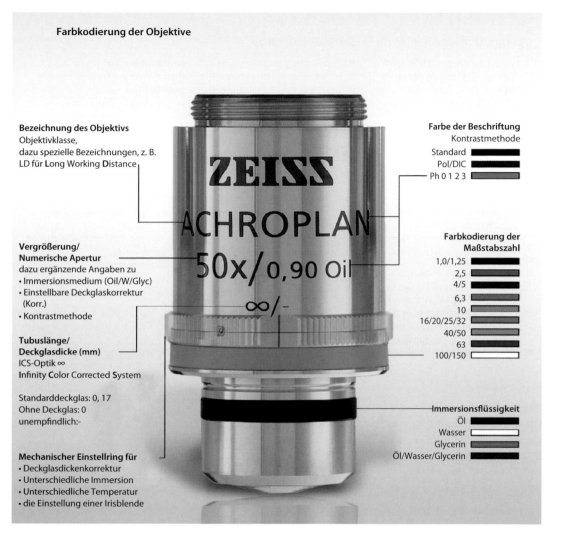

Farbkodierung der Objektive

Bezeichnung des Objektivs
Objektivklasse,
dazu spezielle Bezeichnungen, z. B.
LD für Long Working Distance

Vergrößerung/
Numerische Apertur
dazu ergänzende Angaben zu
• Immersionsmedium (Oil/W/Glyc)
• Einstellbare Deckglaskorrektur
  (Korr.)
• Kontrastmethode

Tubuslänge/
Deckglasdicke (mm)
ICS-Optik ∞
Infinity Color Corrected System

Standarddeckglas: 0, 17
Ohne Deckglas: 0
unempfindlich:-

Mechanischer Einstellring für
• Deckglasdickenkorrektur
• Unterschiedliche Immersion
• Unterschiedliche Temperatur
• die Einstellung einer Irisblende

Farbe der Beschriftung
Kontrastmethode

Standard
Pol/DIC
Ph 0 1 2 3

Farbkodierung der
Maßstabzahl
1,0/1,25
2,5
4/5
6,3
10
16/20/25/32
40/50
63
100/150

Immersionsflüssigkeit
Öl
Wasser
Glycerin
Öl/Wasser/Glycerin

ZEISS
ACHROPLAN
50x/0,90 Oil
∞/-

Abb. 2.9 Objektivbeschriftungen im Überblick (Carl Zeiss MicroImaging 2011)

▪ Mikroskopische Vergrößerung

Die mikroskopische Vergrößerung eines Abstrichpräparats erfolgt insgesamt in 2 Stufen.

▪▪ 1. Stufe der Bildvergrößerung

Zunächst entwirft das Objektiv vom mikroskopischen Präparat in der Zwischenbildebene des Mikroskops, die sich nach DIN-Norm unterhalb des oberen Tubusrands befindet, ein Zwischenbild, das abgemessen werden kann (Abbildungsmaßstabzahl).

2

Exkurs: Qualitätskriterien für ein Standardmikroskop

Die entscheidenden Qualitätskriterien für ein Standardmikroskop sind:

- Stabile und dauerhafte Präzisionsmechanik
- Präzise Funktion von Grob- und Feintrieb
- Gutes Auflösungsvermögen der Objektive
- Optimale Abbildungsqualität der Objektive und Okulare
- Kondensor mit phasenkontrastmikroskopischer Ausstattung
- Zweckmäßige und hochwertige elektrische Beleuchtung

Praktisch alle guten Mikroskope haben einen Objektivrevolver für mindestens 4 Objektive. Damit das Präparat beim Vergrößerungswechsel annähernd scharf bleibt, müssen alle Objektive die gleiche Abgleich-

länge besitzen (Abstand zwischen Objektivauflage am Objektivrevolver und Präparat) (Nachtigall 1994).

Für die visuelle Beobachtung sind Mikroskope mit binokularem Einblick vorzuziehen; man kann beidäugig wesentlich entspannter beobachten als mit einem monokularen Tubus.

Um das Präparat auch bei hohen Vergrößerungen feinfühlig bewegen zu können, benötigt man einen Kreuztisch.

Das Präparat muss für die Betrachtung gut durchleuchtet werden. Am besten eignet sich dafür eine im Mikroskopfuß integrierte Beleuchtung mit einer Leuchtfeldblende.

Ausstattungsvorschlag für das Mikroskop in der Frauenarztpraxis und Klinik:

- Binokulares Labormikroskop mit stufenlos regelbarer Halogenbeleuchtung (6 V/20 W) und Leuchtfeldblende
- Koaxiale Grob- und Feineinstellung
- Kreuztisch 160 × 130 mm, Verstellbereich 76 × 50 mm
- Kugelgelagerter 4fach-Objektivrevolver
- Objektive mit den Maßstabszahlen 20, 40, 100
- Phasenkontrasteinrichtung mit 3 verschiedenen Ringblenden für Phasenkontrastobjektive und einer freien Öffnung für Hellfeld

---

Okularvergrößerung × Objektivmaßstabszahl = Gesamtvergrößerung des Mikroskops

■ ■ **2. Stufe der Bildvergrößerung**

In der zweiten Stufe projiziert das Okular unter weiterer Vergrößerung das vom Objektiv erzeugte Zwischenbild auf die Augenlinse bzw. Netzhaut, wo dann das reelle Bild entsteht.

■ ■ **Gesamtvergrößerung des Mikroskops**

Die Gesamtvergrößerung des Lichtmikroskops ergibt sich aus der Multiplikation der Vergrößerung des Okulars mit der Vergrößerung des Objektivs (s. Beispiele ◘ Tab. 2.6).

■ **Auflösungsvermögen des Objektivs – numerische Apertur**

Das Auflösungsvermögen des Objektivs ist das entscheidende Qualitätsmerkmal eines optischen Systems und gilt als die wichtigste Kerngröße des Mikroskops (Michael 1981). Mit diesem Begriff wird die Fähigkeit des Objektivs verstanden, 2 benachbarte Punkte als getrennte Punkte und nicht als zu einem einzigen Punkt verschmolzen darzustellen (◘ Abb. 2.10).

Das Auflösungsvermögen ist entscheidend für die Frage, welche Einzelheiten bei einer bestimmten Vergrößerung noch im Bild wahrgenommen werden können. Je höher das Auflösungsvermögen ist, umso mehr Details enthält das vom Objektiv entworfene Zwischenbild des Objekts, das durch das Okular vergrößert wird.

Das Auflösungsvermögen eines Objektivs ist von dessen numerischer Apertur abhängig, die sich als ein dreidimensionaler Faktor definiert und nach der mathematischen Formel von Ernst Abbe (1873)

Tab. 2.6 Gesamtvergrößerung des Mikroskops

Okularvergrößerung	Objektivmaßstabszahl	Gesamtvergrößerung des Mikroskops
10×	40×	400×
10×	100 × Ölimmersion (X)	1.000×

(X) Bei einem 100er-Objektiv wird ein Tropfen Immersionsöl auf das Deckglas gegeben, bevor man das Objektiv einschwenkt. Zum Wegwischen des Öls wird ein weiches Tuch verwendet.

2 Objekte aufgelöst	2 Objekte nicht aufgelöst	Dieselben 2 Objekte aufgelöst

Abb. 2.10 Darstellung des Auflösungsvermögens von 2 Punkten

berechnet wird. Die numerische Apertur (A) ergibt sich als der Sinus des halben Öffnungswinkels (sin α) multipliziert mit dem Brechungsindex (n) des Mediums zwischen Deckglas und Objektiv. Je größer der Wert von n ist, desto besser löst ein Objektiv Details im Präparat auf.

Mathematische Formel der numerischen Apertur:

$$A = n * \sin\left(\tfrac{1}{2}\,\alpha\right)$$

Das Medium zwischen Deckglas und Objektiv kann Luft, Wasser, Glyzerin oder Immersionsöl sein. Je nach dessen Brechungsindex ist der praktisch erzielte Öffnungswinkel verschieden (**Tab. 2.7**; **Abb. 2.11**).

Bei jedem DIN-Objektiv ist die Angabe der numerischen Apertur auf dem Metallgehäuse eingraviert (z. B. 0,10, 0,25, 0,40).

❯ Mit der numerischen Apertur wird das Auflösungsvermögen eines Objektivs beschrieben. Je größer ihr Wert ist, desto besser löst ein Objektiv Details im Präparat auf. Der Wert für die numerische Apertur ist den Objektiven immer aufgeprägt. Bei den Immersionsobjektiven kann er Werte bis maximal 1,40 erreichen.

▪ **Auflösungsgrenzen der Mikroskopie**

Mit dem menschlichen Auge sind Strukturen bis zu einer Größe von höchstens 0,2 mm erkennbar. Das Lichtmikroskop kann Strukturen bis zu einer Größe von 500 nm auflösen, sodass praktisch alle Zellen von Tieren, Pilzen und Pflanzen und die meisten ihrer Organellen sowie die meisten Bakterien sichtbar werden (z. B. Chloroplasten, rote Blutkörperchen, Mitochondrien) (**Tab. 2.8**).

Die Auflösungsgrenze für Elektronenmikroskope liegt bei 0,5 nm.

2

◻ **Tab. 2.7** Beispiele für verschiedene Brechungsindizes

Objektiv	Medium	Brechungsindex (n)
Trockenobjektiv	Luft	1,0003
	Wasser	1,333
Immersionsobjektiv	Immersionsöl	1,515

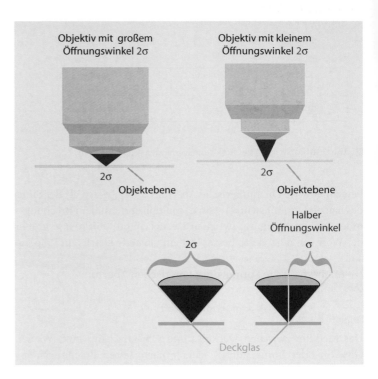

◻ **Abb. 2.11** Öffnungswinkel der Objektive (Linkenheld 2010)

Bei Größenordnungen unter 500 nm ist eine Auflösung nur noch mit dem Elektronenmikroskop möglich (Mulisch u. Welsch 2010). Das Elektronenmikroskop (ELMI) besitzt ein 100- bis 1.000-mal größeres Auflösungsvermögen als ein Lichtmikroskop. Dies liegt an der Verwendung von Elektronenstrahlen anstelle von Lichtstrahlen. Vergrößerungen bis zu 1.000.000 sind möglich. Um einen Elektronenstrahl zu erzeugen, sind sehr hohe Spannungen von 100.000 V und ein Vakuum notwendig. Auch werden die Elektronen von den leichten Atomen wie C, H, O und N in den Zellpräparaten nicht so leicht abgelenkt, sodass zur Ablenkungs- und Kontrastverbesserung die Objekte mit Schwermetallen bedampft werden. Die häufigsten Elektronenmikroskope sind Transmissionselektronenmikroskope (TEM), bei denen der Elektronenstrahl durch eine extrem dünne Scheibe des Objekts geht. Vorteile sind die hohe Auflösung und die Möglichkeit, in das Innere von Objekten zu sehen, z. B. in Zellen. Die Feinstruktur

◻ **Tab. 2.8** Auflösungsvermögen verschiedener optischer Instrumente

Optisches Instrument	Auflösungsvermögen (AV)	AV in Angström
Menschliches Auge	0,2 mm	2,000,000 A
Lichtmikroskop	0,25 μm	2500 A
Rasterelektronenmikroskop (REM)	5–10 nm	50–100 A
Transmissionselektronenmikroskop (TEM)	0,5 nm	5 A

1 A (0,1 nm) ist der Durchmesser eines kleinen Atoms, sodass man mit einem TEM tatsächlich größere Moleküle erkennen kann

der Zellorganellen und anderer Zellstrukturen ließ sich erst mit dem ELMI aufklären.

> Das ELMI (TEM) wurde 1934 von dem Deutschen Ernst Ruska entwickelt, der 1986 den Nobelpreis dafür erhielt. Gleichzeitig bekamen auch die beiden deutschen Forscher Rohrer und Binning für die Erfindung des Rastertunnelmikroskops (RTM, engl. STM), das noch höhere Auflösungen erzielt (1/25 eines Atoms), den Nobelpreis.

Die untere Grenze für Elektronenmikroskope liegt bei etwa 0,5 nm. Mit speziellen und extrem leistungsstarken Elektronenmikroskopen können sogar noch einzelne Atome dargestellt werden (Henkel 2010), z. B. Viren, Zilien, Mykoplasmen, Mikrotubuli, Ribosomen, DNS-Doppelhelix, H_2O-Moleküle.

Größenordnung unter dem Mikroskop
1 mm = 1000 μm
1 μm = 1000 nm
1 nm = 10 Å

Zum Vergleich:
Epitheliale Zelle: ca. 50 μm
Granulozyt: 12–15 μm
Lymphozyt: 8 μm
Erythrozyt: 7 μm
Bakterien: 1–2 μm
Viren: 10–100 nm

2

2.3.4   Wellenoptische Aspekte

Die Lichtwelle ist charakterisiert durch Wellenlänge, Amplitude und Phase.

Licht besteht aus elektrischen und magnetischen Feldern, die sich wellenförmig ausbreiten, also einer elektromagnetischen Welle. Sie wird charakterisiert als eine Sinuswelle mit Wellenlänge (■ Abb. 2.12), Frequenz, Amplitude (■ Abb. 2.13) und Phase (■ Abb. 2.14; ■ Abb. 2.15).

■ **Wellenlänge des Lichts**
Als Wellenlänge λ (Lambda) versteht man den Abstand zweier Punkte mit gleicher Phase. Diese Punkte haben im zeitlichen Ablauf die gleiche Auslenkung (Amplitude) und die gleiche Bewegungsrichtung. Die Angabe der Wellenlänge erfolgt normalerweise in nm (■ Abb. 2.12).

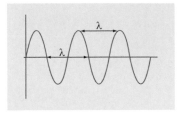

■ **Abb. 2.12** Wellenlänge des Lichts (Wellenlänge λ)

■ **Amplitude der Lichtwelle**
Die Amplitude y beschreibt die maximale Auslenkung einer Schwingung, also bis zu dem Punkt, an dem der Wellenberg am höchsten ist. Bei Lichtwellen ist die Amplitude nicht immer direkt messbar; von ihr abhängig ist jedoch die Intensität (Helligkeit) (■ Abb. 2.13).

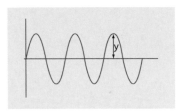

■ **Abb. 2.13** Amplitude der Lichtwelle

■ **Phase der Lichtwelle**
Die Phase der Lichtwelle gibt an, wann und wo die Wellenberge bzw. die Wellentäler sind – also den Schwingungszustand einer Welle (■ Abb. 2.14; ■ Abb. 2.15).

■ **Wichtig!**

❯ **Das menschliche Auge nimmt eine reduzierte Lichtamplitude als Helligkeitsreduzierung wahr. Phasendifferenzen kann das Auge jedoch nicht registrieren. Deshalb sind reine Phasenpräparate im Mikroskop praktisch nicht zu sehen.**

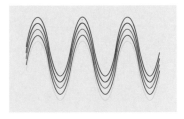

■ **Abb. 2.14** Gleichphasige Sinuswelle

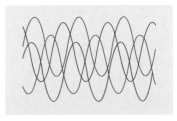

■ **Abb. 2.15** Sinuswelle unterschiedlicher Phasen

In der Frauenarztpraxis ist die Kontrastbildung von gefärbten und ungefärbten Abstrichpräparaten relevant.

2.3.5   Optische Kontrastierverfahren

Die mikroskopische Infektionsdiagnostik in der Frauenarztpraxis bezieht sich hauptsächlich auf die klassischen optischen Kontrastverfahren der Hellfeld- und Phasenkontrastmikroskopie unter spezieller Berücksichtigung der Kontrastbildung von gefärbten bzw. ungefärbten Abstrichpräparaten.

■ **Kontrastbildung mikroskopischer Abstrichpräparate**
Die Lichtmikroskopie wird in vielen Fällen durch eine Kontrastarmut der erzeugten Bilder beeinträchtigt, insbesondere dann, wenn die Objekte wegen einer allgemeinen Lichtabsorption, durch spektral spezi-

fische Lichtabsorption (Eigenfarben) oder durch sehr starke Unterschiede im Lichtbrechungsindex nicht mit ausreichendem Kontrast erscheinen. Im Zusammenhang mit der Kontrastbildung werden 2 Objektarten mikroskopischer Präparate unterschieden.

▪▪ Amplitudenobjekte
Im Hellfeldmikroskop ergeben Färbepräparate im Vergleich zu transparenten Präparaten eine kontrastreiche Abbildung. Sie kommt dadurch zustande, dass das einfallende Licht durch das gefärbte Präparat absorbiert wird, die Intensität sich vermindert und sich somit auch die Amplitude der Lichtwelle verändert. Eine reduzierte Amplitude bewirkt Helligkeitsreduzierungen. Infolge der unterschiedlichen Absorption von Lichtstrahlen durch das Objekt (■ Abb. 2.16) entsteht eine kontrastreiche Abbildung (Amplituden- oder Absorptionsobjekt).

▪▪ Phasenobjekte
Beim Durchtritt durch ungefärbte, transparente Präparate wird das Licht durch unterschiedliche Brechungsindizes beeinflusst. Die Lichtwelle wird beim Passieren des Objekts gebremst, sie wird langsamer, d. h., die Frequenzgeschwindigkeit verändert sich. Demzufolge hat die Lichtwelle nach Austritt aus dem Objekt eine andere Phase (Phasenverschiebung) als Lichtwellen, die das Objekt nicht durchdringen (Beyer 1965). Diese Phasenverschiebung ist vom Auge nicht wahrnehmbar. Das mikroskopische Bild eines Phasenobjekts ist kontrastarm (■ Abb. 2.17).

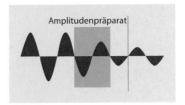

■ **Abb. 2.16** Lichtwelle beim Durchgang durch ein Amplitudenobjekt (Linkenheld 2010) Die Amplitude der Lichtwelle wird geschwächt, direktes Mikroskopierlicht und das Licht nach Austritt aus dem gefärbten Präparat sind jedoch phasengleich

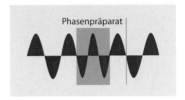

■ **Abb. 2.17** Phasenverschiebung der Lichtwelle beim Durchtritt durch ein transparentes Phasenobjekt (Linkenheld 2010)

Mikroskopie in der gynäkologischen Praxis

3

◘ Tab. 3.1 Mikroskopische Verfahrenstechnologien	
Optische Mikroskopie	Hellfeld Dunkelfeld Phasenkontrast Fluoreszenz
Elektronenmikroskopie	Rasterelektronenmikroskop REM (SEM) Transmissionselektronenmikroskop TEM
Rastersondenmikroskopie	Rastertunnelmikroskopie STM Rasterkraftmikroskopie AFM

3.1   Technologie der Kontrastverfahren

Hellfeld- und Phasenkontrastverfahren sind die Methoden der Wahl in der mikroskopischen Infektionsdiagnostik.

Die mikroskopischen Verfahrenstechnologien umfassen die optische Mikroskopie, die Elektronenmikroskopie und die Rastersondenmikroskopie (◘ Tab. 3.1). Für die Infektionsdiagnostik in der gynäkologischen Praxis sind die Möglichkeiten der Kontrastabbildung von Bedeutung, die vor allem die optische Mikroskopie bietet. Hell- und Dunkelfeldverfahren, Phasenkontrast- und Fluoreszenzverfahren sind die Techniken der Wahl, um gefärbte und ungefärbte Abstrichpräparate abzubilden. Die Hauptverfahren sind die Hellfeld- und die Phasenkontrastmikroskopie.

■ **Kontrastverfahren im Überblick**
Hellfeld Das Objekt wird von unten beleuchtet, der Untergrund ist hell. Kontrastarme Objekte müssen angefärbt werden. Die Beleuchtungsstärke wird durch die Kondensoraperturblende geregelt: Bei stark gefärbten Präparaten wird die Blende offen gehalten, bei ungefärbten und kontrastarmen Präparaten Blende geschlossen. Optimale Auflösung von Objekteinzelheiten wird bei mäßig geöffneter Blende und voller Ausnutzung der Objektivapertur erreicht.

Dunkelfeld Der Strahlengang im Kondensor wird so geführt, dass die Objekte seitlich angestrahlt werden und sich hell gegen den dunklen Untergrund abheben. Durch Beugungserscheinungen kommt es häufig zu Überstrahlung und Unschärfe, besonders bei kleinen Objekten. Eine Regulierung ist teilweise durch die Kondensoraperturblende möglich.

Phasenkontrast Durch spezielle Phasenfilter im Strahlengang (Kondensor und Objektiv) werden die Phasenverschiebungen in Absorptionsunterschiede (hell/dunkel) umgewandelt, sodass auch ungefärbte Präparate abstufungsreiche Bilder ergeben (Lebendpräparate). Der Untergrund erscheint halb abgedunkelt, die Objekte sind je nach Dicke heller oder dunkler.

Fluoreszenz Präparate werden durch UV-Licht oder kurzwelliges Blaulicht (= Primär- oder Erregerlicht) angestrahlt. Bei Eigenfluoreszenz oder nach Anfärbung mit geeigneten Farbstoffen (Fluorochrome) leuchten die Objekte durch Abstrahlung von Sekundärlicht längerer Wellenlänge im sichtbaren Bereich. Nach Ausfiltern der Primärstrahlung erscheinen die Objekte hell (blau, grün, gelb, orange, rot – je nach verwendetem Fluorochrom) auf dunklem Untergrund.

Elektronenmikroskop Die Darstellung erfolgt durch extrem kurzwellige Elektronenstrahlen, daher ist eine Auflösung bis zum makromolekularen Bereich möglich. Präparate müssen in besonderer Weise vorbereitet werden (Ultradünnschnitte, Schrägbedampfung, Untersuchung im Hochvakuum usw.). Beobachtungen sind nur über Leuchtschirm oder auf fotografischem Wege möglich (Allen 2008).

3.1.1 Hellfeldmikroskopie

Die Lichtmikroskopie macht Objekte mit Hilfe von Lichtstrahlen sichtbar, die durch Linsensysteme gelenkt werden. Im Allgemeinen wird mit einer Kombination von 2 Linsensystemen gearbeitet, die aus dem Objektiv und dem Okular bestehen.

Das Objektiv ist das eigentliche bilderzeugende Element eines Mikroskops, es erzeugt in der Zwischenbildebene ein vergrößertes reelles Bild, das durch das Okular wiederum in vergrößerter Form betrachtet wird (◘ Abb. 3.1).

Das Hellfeldverfahren ist das klassische Beobachtungsverfahren in der Lichtmikroskopie. Das zu betrachtende Objekt wird dabei von unten mit einem Lichtkegel beleuchtet – kontrastarme Objekte müssen zuvor angefärbt werden. Der Lichtkegel wird durch den Kondensator des Mikroskops erzeugt. Die Beleuchtung im Hellfeldmikroskop ist optimal eingestellt, wenn möglichst das gesamte vom Präparat ausgehende Licht in das Objektiv gelangt. Im mikroskopischen Bild erscheint das Präparat dann dunkel (gefärbt) auf hellem Untergrund.

■ **Regulierung der Beleuchtungsstärke**
Die Beleuchtungsstärke wird durch die Kondensoraperturblende geregelt: Bei stark gefärbten Präparaten wird die Blende offen gehalten, bei ungefärbten und kontrastarmen Präparaten geschlossen. Optimale Auflösung von Objekteinzelheiten wird bei mäßig geöffneter Blende und voller Ausnutzung der Objektivapertur erreicht.

❯ Das menschliche Auge nimmt eine reduzierte Lichtamplitude als Helligkeitsreduzierung wahr. Phasendifferenzen kann das Auge jedoch nicht registrieren.

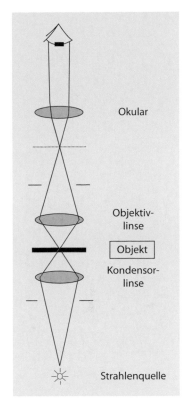

Okular

Objektiv-linse

Objekt

Kondensor-linse

Strahlenquelle

◘ **Abb. 3.1** Strahlengang der Hellfeld-mikroskopie (Linkenheld 2010)

In der Hellfeldmikroskopie erfolgt die optische Kontrastierung durch spezifische Objektanfärbung.

3

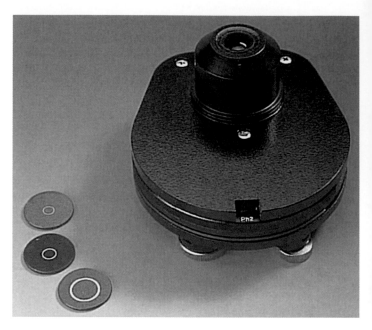

◘ **Abb. 3.2** Kondensor für die Phasenkontrastmikroskopie (Carl Zeiss Microlmaging 2011)

3.1.2   Phasenkontrastmikroskopie

Die Phasenkontrastmikroskopie ist für die Frauenarztpraxis ein sehr geeignetes und einfaches Verfahren der mikroskopischen Schnelldiagnostik. Es ermöglicht, Organismen mit reflektierenden Strukturen wie Vaginalepithelzellen und -kerne, Erythrozyten, Leukozyten, Spermien, Bakterien, Protozoen und Pilze in einem ungefärbtem Nativpräparat kontrastreich und gut erkennbar darzustellen (Köhler u. Loos 1941; Hansen et al.1952; Heim 1992).

■ **Aufbau und Funktion des Phasenkontrastmikroskops**

Im Strahlengang des Phasenkontrastmikroskops werden nichtgebeugtes und gebeugtes Licht getrennt.

Die Phasenkontrastmikroskopie macht Phasenunterschiede im Präparat durch Eingriffe in den Strahlengang des Mikroskops sichtbar. Hierzu benötigt man einen geeigneten Kondensor mit einer oder mehreren Ringblenden, die jeweils einen unterschiedlichen Durchmesser haben (◘ Abb. 3.2). Die Ringblenden ersetzen die Aperturblende des Hellfeldmikroskops. Es werden außerdem Phasenkontrastobjektive mit einem Phasenring benötigt, der zu der jeweiligen Ringblende passt. Phasenringe sind mit der Größe und meistens auch mit einer Zahl (1, 2 oder 3) gekennzeichnet, nach der die Ringblende am Kondensor einzustellen ist.

Durch den Einschub der ringförmigen Blende in den Kondensator und der ringförmigen Phasenplatte in das Objektiv wird eine Trennung von nichtgebeugten und gebeugten Lichtstrahlen hervorgerufen. Befindet sich kein Präparat unter dem Mikroskop, passiert das gesamte von der Lichtquelle zum sichtbaren Bild verlaufende Licht den Phasenring (direktes oder ungebeugtes Licht). Befindet sich ein Präparat mit transparenten Zellen im Strahlengang, wird das Licht an den Strukturen der Zellen durch Beugung teilweise abgelenkt. Im Gegensatz zum ungebeugten Licht verläuft das gebeugte Licht überwiegend nicht durch den Phasenring und wird daher auch nicht von ihm beeinflusst. Die so erzeugten Phasendifferenzen zwischen ungebeugtem und gebeugtem Licht führen zu Intensitätsunterschieden des Lichts, die die strukturellen Details des Präparats optisch kontrastreich darstellen (Piller 2005).

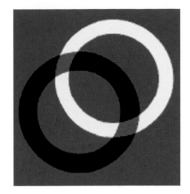

□ Abb. 3.3 Schematische Darstellung von Ringblende (weiß) und Phasenring (schwarz)

▪▪ Ringblende
Die Ringblende wird durch den Kondensor und das Objektiv auf den Phasenring abgebildet und bei richtig eingestellter Beleuchtung vom Phasenring völlig überdeckt (□ Abb. 3.3; □ Abb. 3.4).

Das Bild der Ringblende repräsentiert das direkte, vom Präparat unbeeinflusste Mikroskopierlicht. Durch die Ringblende wird also das direkte Mikroskopierlicht auf eine geringe Fläche im primären Beugungsbild zusammengedrängt. Dadurch erfolgt die geforderte Trennung von direktem Mikroskopierlicht und gebeugtem Licht.

In der Praxis verwendet man mehrere Lichtringblenden unterschiedlicher Größe, die auf einer Revolverscheibe in der Brennebene des Kondensors angebracht sind. Sie werden auf Phasenringe entsprechender Größe in der Brennebene der Objektive deckungsgleich abgebildet.

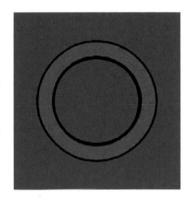

□ Abb. 3.4 Richtig eingestellte Beleuchtung: Der Phasenring und die Ringblende befinden sich auf konjugierten Ebenen

▪▪ Phasenring
Der Phasenring verändert gezielt das direkte Licht, indem er die Amplitude des Lichts schwächt und seine Phase verändert. Das gebeugte Licht nimmt weitgehend unbeeinflusst an der Bildentstehung teil. Das mikroskopische Bild entsteht damit aus der Wechselwirkung (Interferenz) des direkten Mikroskopierlichts mit dem am Präparat gebeugten Licht (□ Abb. 3.5; □ Abb. 3.6).

Der Phasenring des Objektivs besteht aus einem Material, welches das durchfallende Licht dämpft und ihm gleichzeitig eine ganz bestimmte Phasenverschiebung hinzufügt.

Im Objektiv sorgt der Phasenring für die Phasenverschiebung des Lichts.

- Brechungsindex = Phasenverschiebung
- Phasenverschiebung = Intensitätsunterschiede
- Intensitätsunterschiede = Kontrastdarstellung

▪ Wichtig!

Für die phasenkontrastmikroskopische Untersuchung wird ein spezieller Kondensor verwendet, der über sog. Phasenblenden

3

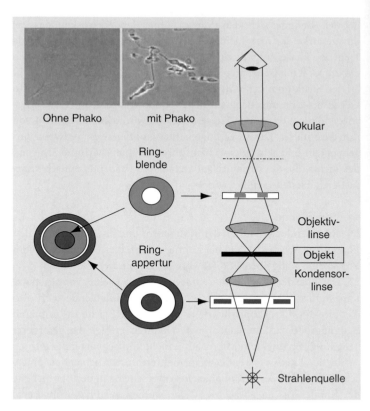

Ohne Phako   mit Phako   Okular

Ring-
blende

Objektiv-
linse

Ring-
appertur

Objekt

Kondensor-
linse

Strahlenquelle

◻ **Abb. 3.5** Strahlengang bei der Phasenkontrastmikroskopie (Linkenheld 2010)

verfügt; sie ersetzen die Aperturblende des Hellfeldmikroskops. Zudem sind spezielle Objektive notwendig, bei denen sich im Bereich der hinteren Brennebene ein dunkler Ring (Phasenkontrastring) befindet.

▪ **Phasenverschiebung**

Die Mehrzahl der biologischen Objekte rufen eine natürliche Phasenverschiebung von 1/4 Wellenlänge hervor. Diese Verschiebung wird im Phasenkontrastmikroskop noch einmal erweitert, sodass die Phasenverzögerung 1/2 Wellenlänge beträgt. Damit fallen Wellenberg auf Wellental und die Interferenz der Lichtwellen wird ausgelöscht (◻ Abb. 3.7).

Ein vorher kaum sichtbares Objekt erscheint deshalb dunkel auf hellerem Untergrund. Die durch das Präparat ursprünglich erzeugte, nicht wahrnehmbare Phasenverschiebung von 1/4 λ wird in einen sichtbaren Hell-dunkel-Kontrast umgewandelt. So ergeben auch ungefärbte Präparate (Nativpräparate) abstufungsreiche Bilder.

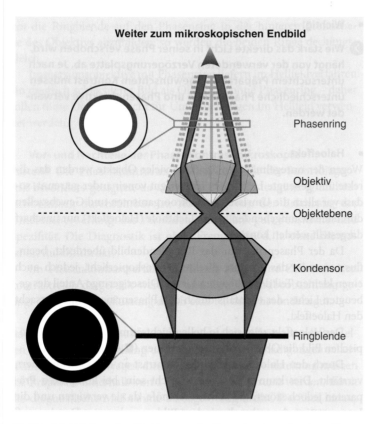

Abb. 3.6 Detail aus dem Strahlengang des Phasenkontrastmikroskops (Linkenheld 2010). Direktes und gebeugtes Mikroskopierlicht bei der Phasenkontrastmikroskopie

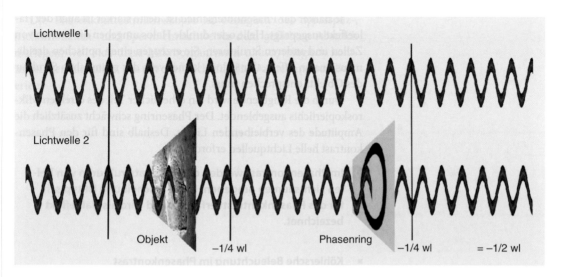

Abb. 3.7 Interferenzauslöschung der Lichtwelle durch Phasenverschiebung Wellenlänge (wl) der Lichtwelle 2 wird bei Durchgang durch das Objekt um 1/4 wl und bei Durchgang durch den Phasenring nochmals um 1/2 wl verschoben, insgesamt eine Verschiebung von 1/4 wl, die bei Zusammentreffen mit Lichtwelle 1 zur Auslöschung führt

Die Köhlersche Beleuchtung optimiert die Lichtführung im Mikroskop.

3.2   Praxis des Mikroskopierens

3.2.1   Beleuchtungsverfahren nach Köhler

Neben der Helligkeit der Lichtquelle ist auch die »Lichtführung« ausschlaggebend für die Qualität der Mikroskopbeleuchtung. Insbesondere Streulicht stört, weil es den Kontrast vermindert.

Mit Hilfe des Beleuchtungsverfahrens nach Köhler lässt sich die Lichtleistung der Lichtquelle optimal ausnutzen und das Objektfeld gleichmäßig ausleuchten. Streulicht wird vermieden und im Präparat nur der gerade sichtbare Bereich optimal beleuchtet.

◼ **Einstellung der Köhlerschen Beleuchtung**

Für die Einstellung der Köhlerschen Beleuchtung muss das Mikroskop über folgende Konstruktionsmerkmale verfügen:
- eingebaute Beleuchtung mit Kollektorlinse,
- eingebaute Leuchtfeldblende im Stativfuß,
- höhenverstellbarer und zentrierbarer Kondensor mit verstellbarer Aperturblende.

◼◼ **Vorgehensweise**

1. Lichtquelle des Mikroskops einschalten.
2. Ein mikroskopisches Präparat wird mit dem Objektiv der Maßstabszahl 10 oder 20 scharf eingestellt.
3. Der Kondensor wird in die oberste Position gebracht, d. h. bis unterhalb des Objekttisches angehoben.
4. Leuchtfeldblende im Stativfuß vollständig schließen (◨ Abb. 3.9).
5. Absenkung des Kondensors, bis sich das Bild der Leuchtfeldblende im Präparat scharf abzeichnet (◨ Abb. 3.11).
6. Mit den 2 seitlichen Zentrierschrauben des Kondensors wird die Leuchtfeldblende im Sehfeld zentriert (◨ Abb. 3.10).
7. Leuchtfeldblende bis zum Rand des Sehfeldes öffnen (◨ Abb. 3.12).
8. Mit der Aperturblende den Bildkontrast einstellen (Aperturblende auf ca. 2/3 der Öffnung zuziehen).
9. Helligkeitseinstellung über Lampenspannung.

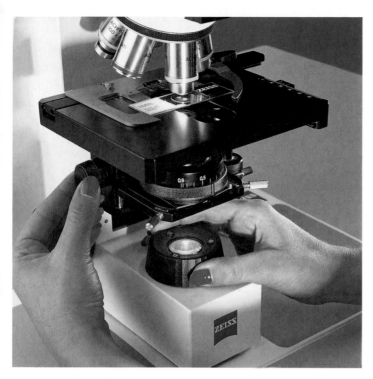

Abb. 3.9 Betätigung von Kondensortrieb und Leuchtfeldblende Anheben des Kondensors, Schließen der Leuchtfeldblende (Carl Zeiss MicroImaging 2011)

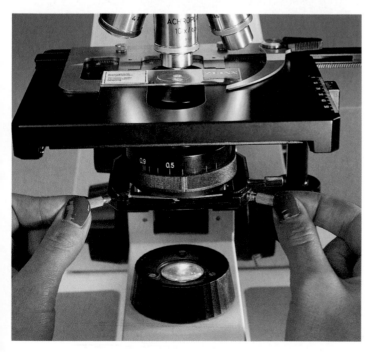

Abb. 3.10 Betätigung der Zentrierschrauben des Kondensors (Carl Zeiss MicroImaging 2011)

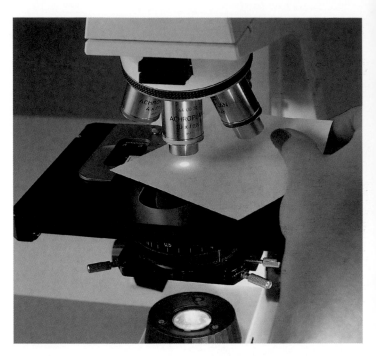

◘ **Abb. 3.11** Das zentrierte und scharf eingestellte Bild der Leuchtfeldblende zeichnet sich im Präparat (Papierblatt) ab (Carl Zeiss MicroImaging 2011)

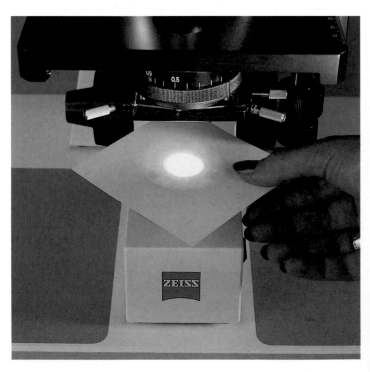

◘ **Abb. 3.12** Leuchtfeldblende (Papierblattdarstellung) am Stativfuß geöffnet (Carl Zeiss MicroImaging 2011)

▪▪ Vorgehensweise unter dem Blickwinkel des mikroskopischen Bildes

a. Beleuchtung einschalten, das Präparat (z. B. ein gefärbtes Gram-Präparat mit reichlich Bakterien oder Zellen) einlegen und in der 100fachen Vergrößerung (10er-Objektiv) fokussieren. Kondensor mittels Kondensortrieb in eine Position direkt unter dem Objekttisch bringen (◼ Abb. 3.13a).

b. Leuchtfeldblende im Stativfuß ganz schließen – beim Blick ins Mikroskop erscheint ein unscharfes Bild der Blende. Wenn das mikroskopische Bild völlig dunkel wird, befindet sich das Bild der Leuchtfeldblende außerhalb des Gesichtsfelds und muss durch die Zentrierschrauben des Kondensors in das Gesichtsfeld gebracht werden (◼ Abb. 3.13b).

c. Kondensor so lange in der Höhe verstellen, bis das Bild der Leuchtfeldblende scharf im Gesichtsfeld erscheint. Bei manchen Mikroskopen besteht die Gefahr, dass man den Kondensor zu weit anhebt und es zu einer Kollision mit dem Objektträger kommt (◼ Abb. 3.13c).

d. Mit den Zentrierschrauben des Kondensorträgers das Bild der Leuchtfeldblende in die Mitte des Gesichtsfelds bringen (◼ Abb. 3.13d).

e. Leuchtfeldblende so weit öffnen, bis sie gerade aus dem Gesichtsfeld verschwindet – wenn nötig, mit den Zentrierschrauben des Kondensorträgers leicht nachzentrieren (◼ Abb. 3.13e).

f. Mit der Aperturblende des Kondensors einen optimalen Kompromiss aus Kontrast und Auflösung für das mikroskopische Bild einstellen.

Wenn man das Okular entfernt und in den Tubus blickt, sollte der Durchmesser der sichtbaren Aperturblende etwa 2/3 des Tubusdurchmessers betragen (◼ Abb. 3.14; ◼ Abb. 3.15).

Wie weit abgeblendet werden muss, hängt entscheidend von der Charakteristik des Präparats ab. Handelt es sich bspw. um ein gefärbtes und deshalb kontrastreiches Präparat, kann die Blende weiter geöffnet werden und man kann das Auflösungsvermögen des Objektivs besser ausnutzen. Nur bei richtig eingestellter Aperturblende sind Auflösung und Kontrast zufriedenstellend.

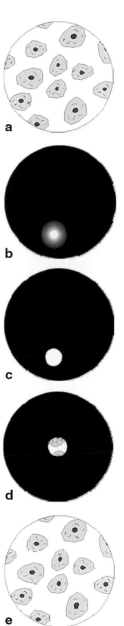

◼ Abb. 3.13 Abläufe bei der Einstellung der Köhlerschen Beleuchtung unter dem Blickwinkel des mikroskopischen Bildes

---

Vorgehensweise bei der Phasenkontrastmikroskopie

1. Schritte 1–4 wie oben beschrieben durchführen
2. Leuchtfeldblende ganz öffnen, Helligkeit maximal einstellen
3. Die dem Phasenkontrastobjektiv entsprechende Phasenblende einstellen (Ph1, Ph2, Ph3).
4. Okular mit dem Hilfsmikroskop tauschen und auf die Phasenringe fokussieren
5. Beide Ringe mit Stellschrauben verschieben, bis sie sich decken, und Okular wieder einsetzen

3

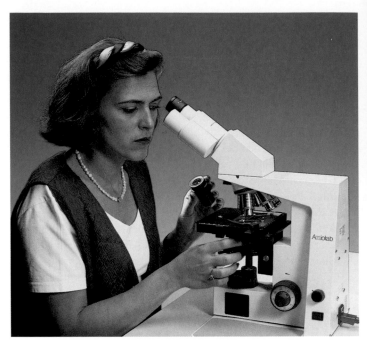

☐ **Abb. 3.14** Blick in den Tubus nach Okularentfernung (Carl Zeiss MicroImaging 2011)

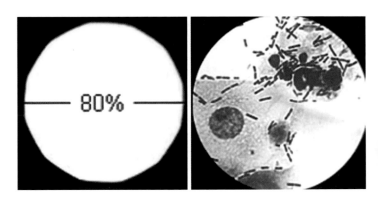

☐ **Abb. 3.15** Durchmesser der sichtbaren Aperturblende

Die Regulierung der Kondensorapertur beeinflusst Kontrast, Auflösung und Schärfentiefe.

■   **Vorteile der Köhlerschen Beleuchtung**

Anhand der Köhlerschen Beleuchtung können das beleuchtete Objektfeld und die Beleuchtungsapertur unabhängig voneinander eingestellt werden, zudem wird das Objektfeld gleichmäßig bis zum Rand beleuchtet. Durch das Einstellen der Leuchtfeldblende wird nur der abgebildete Objektfeldbereich (Gesichtsfeld) beleuchtet. Daher gibt es kein Streulicht von den nicht abgebildeten Präparatstellen; es treten keine störenden Reflexe von der Tubusinnenwand auf.

3.2.2 Mikroskopiertechnik

Mikroskopieren mit dem Lichtmikroskop

- **Beleuchtung** des Mikroskops einschalten.
- **Objektträger** auf den Objekttisch legen und in die dort vorhandene Haltevorrichtung des Kreuztisches einklemmen.
- **Kondensor** bis zum Anschlag nach oben drehen, er kann für die meisten Arbeiten mit dem Mikroskop in dieser Position bleiben.
  Die Funktion des Kondensors besteht darin, einen für das jeweilige Präparat optimalen Kompromiss zwischen Auflösung und Kontrast einzustellen. Nach jedem Objektivwechsel muss die Aperturblende neu eingestellt werden. Wird die Blende geöffnet, so steigt die Auflösung bei abnehmendem Kontrast. Wird sie geschlossen, nimmt der Kontrast zu bei gleichzeitiger Abnahme der Auflösung.
- Einstellung der Beleuchtung nach dem **Köhlerschen Verfahren**.
- **Objektivdrehung**: Zunächst wird das 40er-Objektiv durch Drehen am Objektivrevolver in den Strahlengang (senkrecht nach unten) gebracht. Mit dem Grobtrieb wird der Objekttisch langsam zum oberen Anschlag angehoben.
- Die **Bildhelligkeit** wird nicht mit dem Kondensor eingestellt. Beim Schließen der Aperturblende nimmt zwar auch die Helligkeit ab, dies ist jedoch nur ein Nebeneffekt. Die Regulierung der Helligkeit erfolgt mit dem eingebauten Helligkeitsregler oder durch Filter.
- **Grob- und Feintriebeinstellung**: Mit dem Grobtrieb wird der Objekttisch langsam abwärts gedreht, bis die ersten Konturen des Präparats sichtbar werden. Mit dem Feintrieb erfolgt das Nachstellen.
- **Vom kleinen zum größerem Objektiv**: Es wird zunächst immer das kleinste Objektiv zur Übersicht eingestellt und anschließend die nächstgrößeren Objektive (◨ Abb. 3.16). Nur so ist zu vermeiden, dass die Frontlinse des 40er- oder 100er-Objektivs in das Präparat versenkt wird und Schaden nimmt.
- Nach **Beendigung** der Mikroskopie wird die Lichtquelle des Mikroskops ausgeschaltet und die Instrumentenstaubschutzhaube auf das Mikroskop gesetzt.

❯ Mikroskope sind empfindliche Geräte und müssen immer vorsichtigt behandelt werden!

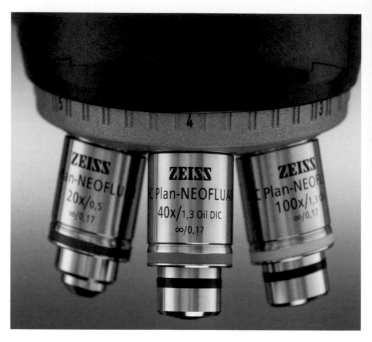

◘ Abb. 3.16 Objektivmaßstabszahlen für die Mikroskopie in der Frauenarztpraxis (20, 40,100) (Carl Zeiss MicroImaging 2011)

■■ **Vergrößerungstechnik bei unterschiedlichen Präparaten**
Im Lichtmikroskop sind Bakterien bei 1.000facher Vergrößerung gut sichtbar. Die Auflösung wird durch Immersionsöl verbessert.

Sprosspilze und Trichomonaden sind im Vergleich zu Bakterien bereits bei 400facher Vergrößerung (Maßstabszahl des Objektivs 40, Okularstandardvergrößerung 10) in ihrer Struktur gut erkennbar. In der Routinediagnostik empfiehlt sich, zunächst die Übersichtsdiagnostik bei einer 400fachen Vergrößerung und danach eine Objektbetrachtung bei 1.000facher Vergrößerung unter Ölimmersion durchzuführen – insbesondere bei den bakterioskopischen Färbepräparaten (Maßstabszahl des Immersionsobjektivs 100, Okularvergrößerung 10).

Bei der Benutzung eines Ölimmersionsobjektivs (100×) muss das Präparat nicht generell in ein Einschlussmittel eingebettet und mit einem Deckglas versehen sein; das Öl kann auch direkt auf den trockenen, gefärbten Abstrich gegeben werden.

❯ **Ob man das ungefärbte oder gefärbte Nativpräparat im Hellfeld- oder Phasenkontrastmikroskop betrachtet, ist von untergeordneter Bedeutung. Entscheidend ist immer die ausreichende mikroskopische Kenntnis des Betrachters.**

3.3 Mikroskoppflege und -reinigung

Eine Voraussetzung für das erfolgreiche Mikroskopieren und die Darstellung einwandfreier Bilder ist die saubere Optik im Mikroskop und ein korrekt angefertigtes sauberes Präparat.

Bei optischen Bauteilen ist die Art der Verunreinigung für die sachgemäße Reinigung entscheidend. Dabei ist zwischen Staubteilchen (Glasabrieb von Objektträgern, Textilfusseln, Pollenkörner) und sonstigem Schmutz (Fingerabdrücke, Rückstände von unsachgemäßen Reinigungsversuchen, flüssige oder eingetrocknete Einbettungs- oder Immersionsmedien) zu unterscheiden (Kapitza 1997).

Verschmutzungen haben Auswirkungen auf das visuelle Bild, wobei als kritische Bereiche besonders zu bewerten sind:

- Außen - und Innenfläche der Augenlinse des Okulars,
- Vorderfläche der Objektivfrontlinse,
- beide Oberflächen des Deckglases,
- Oberfläche des Objektträgers,
- Oberflächen der Kondensorfrontlinse,
- Außenfläche des Schutzglases in der Lichtaustrittsöffnung,
- sonstige Glasoberflächen im Strahlengang, z. B. Kolben von Halogen- oder Hochdrucklampen, Fluoreszenzfilter und Strahlenteiler, Kollektoroptiken, Kontrastfilter.

Verunreinigungen beeinträchtigen das Mikroskopierergebnis und müssen sorgfältig entfernt werden.

Staub gilt unter den Verunreinigungen als das größte Problem; zum einen stören die Verunreinigungen auf den Bildern, zum andern kann der Staub, der zu einem großen Teil aus Sand- und Quarzteilchen besteht, Glasflächen zerkratzen und auch Getriebe und Gleitflächen beschädigen.

Die Auswahl der besten Reinigungsverfahren richtet sich nach der Art der optischen Oberfläche und der Art der zu entfernenden Verunreinigungen. Lose anhaftende Verschmutzungen entfernt man mit einem kleinen Blasebalg oder mit einem weichen Malpinsel. Nicht abwischbare oder verkrustete Beläge lassen sich mit etwas Wasser (Anhauchen der Linse genügt meistens) und einem Mikrofaserputztuch oder Linsenreinigungspapier bzw. einem nicht fusselnden, bereits häufig gewaschenem Leinentuch entfernen. Bei hartnäckigen Verschmutzungen verwendet man Waschbenzin oder Ether. Alkoholanwendungen sind zu unterlassen, da diese die Linsenverkittung angreifen könnten.

3.4 Anwendungsbereiche der Mikroskopie in der Frauenarztpraxis

■ Diagnostik der Scheidenflora

Bei der mikroskopischen Untersuchung der Vaginalflora ist die Differenzierung Eubiose/Dysbiose möglich, es können zudem eine bakterielle Mischflora in ihrer unterschiedlichen Populationsdichte, die Erreger der Kandidose und Trichomoniasis sowie der Laktobazillen-

Die Differenzierung von Eubiose und Dysbiose ist ein wesentliches Diagnoseziel.

3

◘ Tab. 3.2 Differenzialdiagnostik Kandidose, bakterielle Vaginose, Trichomoniasis

Vaginalsekret	Kandidose	Bakterielle Vaginose	Trichomoniasis	Eubiose, bakterielle Zytolyse
Laktobazillen	+++	Keine	Keine	+++++
Leukozytenzahl	++	+	+++	+
»clue cells«	Negativ	+++	+	Negativ
Nativpräparat	Sprosspilzzellen Pseudohypen	»clue cells«	Trichomonas vaginalis	Epithelzellkerne, frei liegend

status erfasst werden (◘ Tab. 3.2). Darüber hinaus bietet die Mikroskopie eine sichere Diagnostik bei der bakteriellen Vaginose durch den Clue-cells-Nachweis und durch den Nachweis einer hohen Populationsdichte der zelladhärenten Bakterien.

❯ Entscheidend für die Mikroskopie der Scheidenflora ist die mikroskopische Einschätzung, ob es sich bei dem gefärbten oder ungefärbten Nativpräparat um eine physiologische Flora oder eine gestörte Flora in Verbindung mit klinischen Symptomen handelt.

▪ **Beurteilung von Spermien**
Anhand der Mikroskopie kann sowohl die Fähigkeit von Spermien, den Zervixschleim zu penetrieren (Sims-Huhner-Test), beurteilt, als auch die Anzahl der Spermien, ihre Beweglichkeit und Morphologie untersucht werden.

▪ **Entzündungsmarker**
Durch die Mikroskopie lassen sich Anzahl und Morphologie von Leukozyten feststellen. Weitere Entzündungsreaktionen sind anhand zytomorphologischer Parameter am Zellkern und Zytoplasma des Vaginalepithels diagnostizierbar.

▪ **Zyklusphasenbestimmung**
Mittels mikroskopischer vaginalzytologischer Untersuchung kann die Zyklusphase bestimmt werden. Allerdings ist die vaginalzytologische Zyklusphasenbestimmung inzwischen weitgehend durch die Hormondiagnostik ersetzt worden, die ein hohes Maß an Diagnosesicherheit gewährleistet.

▪ **Farnkrauttest**
Mit dem Farnkrauttest wird das Kristallisationsvermögen des Zervixsekrets geprüft. Dabei wird das Sekret auf einen Objektträger ausgestrichen; während der Lufttrocknung oder nach leichtem Erwärmen des Sekrets zeigt sich bei der Betrachtung im Mikroskop ein farn-

krautähnliches Kristallisationsmuster. Eine ausgeprägte Kristallisation spricht für eine Ovulation.

- **Exfoliativzytologie**

Die mikroskopische Diagnostik hat einen hohen Stellenwert für die gynäkologische Krebsfährtensuche. Allerdings ist es für die Differenzialdiagnostik notwendig, über Kenntnisse infektionsbedingter zytomorphologischer Veränderungen zu verfügen.

Das mikroskopische Präparat

4.1   Abstrich- und Ausstrichtechnik

Sorgfältig hergestellte Präparate sind entscheidend für eine treffende mikroskopische Diagnostik.

Die Qualität des mikroskopischen Präparats bzw. eine sorgfältige Abstrich- und Ausstrichtechnik sind entscheidend für die Treffsicherheit der mikroskopischen Diagnostik. Unzureichende Präparate erschweren die mikroskopische Befunderhebung und sind Hauptursache für Interpretationsfehler.

Der Abstrich kann im Bereich von Vulva, Vagina, Portio und Zervix direkt unter Sicht entnommen werden. Es stehen dazu verschiedene Materialien wie Watteträger, Bürste (Zytobrush) und Spatel zur Verfügung (◘ Abb. 4.1). Alle diese Entnahmegeräte haben Vor- und Nachteile.

▪ Zytobrush und Spatel

Zytobrush und Spatel werden insbesondere in der Exfoliativzytologie angewendet. Die Entnahmeinstrumente für die Zervix sollen gewährleisten, dass ausreichend gut erhaltenes Zellmaterial von der Portiooberfläche und aus dem Zervikalkanal gewonnen werden kann. Für die Abstriche von der Ektozervix ist ein Spatel und von der Endozervix eine Bürste vorgeschrieben (Nauth 2010).

Von der Epitheloberfläche der Ektozervix kann das Material am besten mit einem Spatel entnommen werden, weil die Zellen dabei aus dem Gewebeverband gelöst werden. Für die endozervikale Entnahme ist ein gutes Eindringungsvermögen des Instruments notwendig. Hierfür wird im Allgemeinen eine Bürste (Zytobrush) empfohlen, die nach dem Einführen aber nicht gedreht werden soll, weil die feinen Nylonhaare die empfindlichen endozervikalen Drüsenzellen schädigen könnten. Das Abstrichmaterial wird durch tangentiales Ausstreichen des Spatels und Ausrollen der Bürste auf den Objektträger übertragen.

Der Szalay-Spatel besteht aus einem »Dorn« und einer »Schulter« und ermöglicht die gleichzeitige Entnahme von Zellmaterial der Ekto- und Endozervix. Allerdings muss wegen seiner harten Beschaffenheit eine mögliche Blutung berücksichtigt werden. Bei der Verwendung eines Szalay-Spatels erübrigt sich der Einsatz der Bürste.

▪ Watteträger

Der Watteträger ist für die Materialentnahme zur Exfoliativzytologie wenig geeignet. Aufgrund seiner weichen Konsistenz nimmt er nur Zellen auf, die bereits seit Längerem abgeschilfert sind und von Mikroorganismen im Vaginalraum angedaut wurden. Dadurch sind sie in einem schlecht erhaltenen Zustand (Nauth 2010).

Dennoch ist der Watteträger das gebräuchlichste Entnahmegerät für die bakterielle mikroskopische Diagnostik von Zervix, Vagina und Vulva.

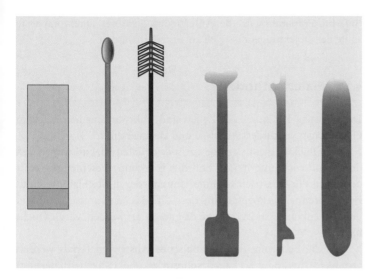

Abb. 4.1 Entnahmeinstrumente für bakterielle Abstriche und die Zellgewinnung im Rahmen der Exfoliativzytologie. Von links nach rechts: Objektträger, Watteträger, Zytobrush, Holzspatel (Ayre), Szalay-Spatel, einfacher Holzspatel

Der Abstrich zur mikroskopischen Untersuchung des Fluor vaginalis wird hauptsächlich von der oberen und hinteren Scheidenwand entnommen. Der Watteträger darf dabei nicht mit der Haut der Vulva in Berührung kommen, der Abstrich könnte sonst mit Bakterien der physiologischen Hautflora kontaminiert werden. Auch ist darauf zu achten, dass keine Gleitmittel oder sonstige Hemmstoffe am Spekulum oder Untersuchungshandschuh haften.

Für eine optimale Mikroorganismendarstellung und Zellausbeute sollte der Watteträger auf dem Objektträger ausgerollt werden. Kreisförmige »Rührbewegungen« des Watteträgers sind dabei zu vermeiden. Sie erschweren die Beurteilung der mikrobiellen Populationsdichte.

4.2   Herstellung von Nativ- und Färbepräparaten

Ungefärbte Nativpräparate Der Vaginalabstrich wird nach der Entnahme auf einem gereinigten, fettfreien Objektträger möglichst gleichmäßig und nicht zu dick aufgetragen. Der Objektträgerausstrich kann direkt als Nativpräparat mikroskopisch betrachtet werden, in speziellen Fällen (Trichomonaden, Kandidose) auch unter Zusatz eines Tropfens verdünnter NaCl- bzw. KOH-Lösung (Aufschwemmung des Abstrichmaterials und Präparateabdeckung mittels Deckglas).

Gefärbte Präparate Für die Anfertigung gefärbter Direktpräparate sollte der Objektträgerausstrich zuvor fixiert werden.

4.2.1 Fixiermethoden

Die Objektträgerausstriche werden luftgetrocknet und dann ggf. durch dreimaliges Ziehen durch die Flamme eines Bunsenbrenners fixiert.

Die sofortige Fixierung der Zellen und Mikroorganismen auf dem Objektträger verhindert Autolyse und Degeneration.

Die Objektträgerausstriche zur mikrobiellen Diagnostik werden durch Lufttrocknung fixiert. Soll die Trocknung beschleunigt werden, wird der Ausstrich dreimal langsam durch die Flamme eines Bunsenbrenners gezogen und fixiert. Soll das Nativpräparat anhand der Phasenkontrastmikroskopie diagnostiziert werden, wird es nicht fixiert.

Für die Fixierung des zytologischen Abstrichmaterials werden 96 %iger Äthyl- oder 80 %iger Isopropylalkohol (Küvettenfixierung) oder kommerzielle chemische Fixiersprays verwendet. Bei der Anwendung von Fixierspray ist auf den ausreichenden Abstand zum Objektträger zu achten; die unter höherem Druck versprühte Fixierlösung kann die Zellen verdrängen, dadurch ergeben sich überlagerte und zellfreie Areale, die eine mikroskopische Beurteilung erschweren.

Die Objektträgerausstriche sollten unmittelbar nach der Entnahme im feuchten Zustand fixiert werden. Dieses Vorgehen ist notwendig, um eine Schrumpfung und Zellaustrocknung zu vermeiden, die strukturellen Besonderheiten zu erhalten und eine saubere Anfärbung und sichere Zelldifferenzierung zu gewährleisten.

4.2.2 Färbetechnik

Für die Färbung eines Präparats haben sich verschiedene Färbemethoden bewährt, durch die Zellstrukturen und auch Bakterien besser dargestellt werden können. Anhand der Färbungen kann man Abstriche im Durchlichtmikroskop besser untersuchen. Auch in der Phasenkontrasmikroskopie lassen sich Farbstoffe in die Kochsalzlösung mischen, wie z. B. Jod oder Methylenblau. Dies hat sich aber im Vergleich zur Färbung in der Lichtmikroskopie nicht etabliert, da der Phasenkontrast für die Beurteilung meist ausreichend ist.

Die Färbung ermöglicht die Differenzierung von Größe, Gestalt und Anfärbbarkeit der Erreger.

Wenn keine Phasenkontrastmikroskopie vorgenommen werden soll, bieten sich verschiedene Färbemethoden an, die ohne viel Zeitaufwand durchgeführt werden können. Da wäre zum einen die Färbung mit Methylenblau, einem basischen Farbstoff, der Proteine und RNA färbt. Zum anderen wird die Gram-Färbung eingesetzt, bei der mehrere basische Farbstoffe wie Kristallviolett, Safranin und Malachitgrün verwendet werden.

Die Färbung macht mikroskopische Präparate besser sichtbar und ermöglicht eine erste Differenzierung von Größe, Gestalt und Anfärbbarkeit der Erreger.

In der Frauenarztpraxis gehören die Methylenblau- und Gram-Färbung zu den Routinefärbungen, mit denen ein großes Spektrum an Bakterienarten sichtbar wird. Die Papanicolaou-Färbung wird bei zytologischen Krebsvorsorgeuntersuchungen durchgeführt, sie gibt aber auch zytomorphologische Hinweise auf spezifische und unspezifische Entzündungsreaktionen.

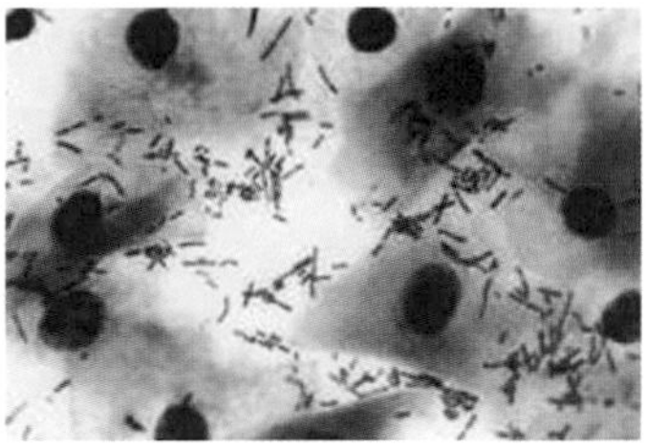

◘ **Abb. 4.2** Methylenblaufärbung von Laktobazillen (×1.000)

■ **Methylenblaufärbung**

Die Methylenblaufärbung nach Löffler ist eine bakteriologische Übersichtsfärbung, bei der die Lage von Bakterien und Epithelzellen zueinander sichtbar gemacht wird. Sie kann als schnell durchführbarer Nachweis von Bakterien und Sprosspilzen eingesetzt werden.

Durchführung der Färbetechnik Das Untersuchungsmaterial wird auf einen Objektträger aufgetragen, luftgetrocknet und anschließend mit 1 %iger Methylenblaulösung gefärbt (2–5 min). Danach wird es mit Wasser abgespült. Das Ergebnis sind kräftig blau gefärbte Bakterien und hellblaue Epithelzellen (◘ Abb. 4.2).

Die Färbung macht Zellkerne, die Chromatinstruktur und die Nukleolen deutlich sichtbar. Die zytoplasmatischen Kriterien sind schwieriger zu beurteilen, da das Zytoplasma nur sehr leicht angefärbt wird.

■ **Gram-Färbung**

Die Färbetechnik nach Gram ist eine Differenzialfärbung, die den Nachweis von Bakterien im Abstrichmaterial ermöglicht sowie ihre morphologischen Charakteristika durch die Färbeergebnisse grampositiv oder gramnegativ differenziert (◘ Tab. 4.1). Die Differenzie-

> **Grampositive und gramnegative Bakterien unterscheiden sich durch den Aufbau ihrer Zellwand.**

◘ **Tab. 4.1** Einteilung der Bakterien nach Morphologie und Gram-Färbung

Grampositive Kokken	– Staphylokokken: bilden meist Haufen und sind aerob – Streptokokken: bilden meist Ketten und sind aerob
Grampositive Stäbchen	– Laktobazillen – Listerien (Listeria monocytogenes)
Gramnegative Kokken	– Gonokokken (Neisseria gonorrhoeae): bilden diploide Formen, aerob – Meningokokken (Neisseria meningitidis): bilden diploide Formen, aerob
Gramnegative Stäbchen	– Enterobakterien, z. B. Escherichia coli: aerob – Bacteroides: anaerob – Gardnerella vaginalis: anaerob

4

rung dieser 2 Gruppen ist abhängig vom Aufbau und der Dicke der Mureinschicht in der Zellwand.

Grampositive Bakterien besitzen eine der Membran aufgelagerte, dicke, mehrschichtige Mureinhülle (Peptidoglykane) (◘ Abb. 4.3). In den Zwischenräumen der Mureinhülle sammelt sich die Lugolsche Lösung an.

Gramnegative Bakterien haben nur eine dünne, einschichtige Mureinhülle, der zusätzlich eine zweite Lipidmembran aufgelagert ist. Der eingesetzte Alkohol wirkt lipidlösend, sodass die aufgelagerte Lipidmembran aufgelöst und die dünne Mureinhülle freigelegt wird. Die Farbstoffkomplexe werden vom Alkohol ausgewaschen – das Bakterium wird wieder entfärbt.

Gramnegative Bakterien werden durch eine Gegenfärbung sichtbar gemacht.

Durchführung der Färbetechnik
- Fixierung der Ausstriche
- Färbung mit Kristallviolett (2–3 min), alle vorhandenen Bakterien werden blau gefärbt
- Abgießen der Farblösung, abtrocknen mit Fließpapier, nicht abspülen
- Objektträger vollständig mit Jodkaliumiodid bedecken (2 min)
- Abgießen, abtrocknen mit Fließpapier, nicht abspülen
- Entfärbung mit 96 %igem Alkohol, bis keine Farbwolken mehr abgehen und der Ausstrich blaugrau erscheint (30 sec) (◘ Abb. 4.4)

Gegenfärbung
- Färbung mit 1:10 verdünnter Karbolfuchsin- oder Safranin-Lösung (ca.1 min)
- Abgießen, abspülen mit Aqua destillata und trocknen
- Ergebnis der Färbetechnik nach Gram
- Grampositive Bakterien: dunkelviolett bzw. blauschwarz (◘ Abb. 4.5)
- Gramnegative Bakterien: rot bzw. orange

Nach Beizung mit Jodkaliumiodid und Entfärbung (Differenzierung) mit Alkohol nehmen nur die Bakterien mit mehrschichtigem Murein den Farbstoff an, die mit einschichtigem Murein geben ihn dagegen wieder ab. Um auch diese Bakterien sichtbar zu machen, verwendet man eine Gegenfärbung.

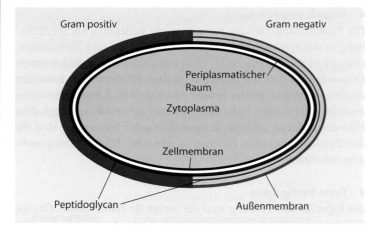

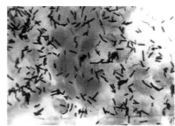

Abb. 4.5 Gram-Färbung von grampositiven Laktobazillen (×1.000)

Abb. 4.3 Schematischer Aufbau der Zellwand bei grampositiven und gramnegativen Bakterien

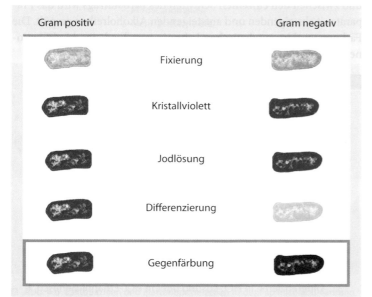

Abb. 4.4 Stufen der Gram-Färbung

Tip

Gram-Farblösungen und Entfärber können gebrauchsfertig von verschiedenen Herstellern bezogen werden.

> **Wichtig!**
> Bei der Differenzierung des Abstrichpräparats ist insbesondere darauf zu achten, dass ausschließlich die gramnegativen Bakterien komplett entfärbt werden. Differenziert man zu kurz, bleiben die gramnegativen Bakterien noch mit Kristallviolett angefärbt. Differenziert man zu lang, entfärben sich neben den gramnegativen auch die grampositiven Bakterien.

◘ **Tab. 4.5** Reinheitsgradbestimmung (RG)	
Reinheitsgrad	**Scheideninhalt**
RG I	– Laktobazillenflora – Plattenepithelzellen – Keine Bakterien
RG II	– Wenige Laktobazillen – Plattenepithelien – Bakterien – Einzelne Leukozyten
RG III	– Keine Laktobazillen – Massenhaft grampositive und gramnegative Bakterien – Leukozyten, Zytolyse – Epithelveränderungen

Reinheitsgrad II Der RG II stellt eine Zwischengruppe dar, bei der die Laktobazillenflora teilweise durch andere Bakterien ersetzt wird (Mischflora) und einzelne Leukozyten auftreten (◘ Abb. 4.13).

Reinheitsgrad III Im RG III sind die Laktobazillen vollkommen ersetzt durch massenhaft auftretende grampositive und gramnegative Bakterien sowie zahlreiche Leukozyten und Epithelveränderungen. Der RG III entspricht dem klinischen Bild einer Dysbiose bzw. einer Kolpitis (◘ Abb. 4.14).

Vom einheitlichen RG I zum formenreichen RG III bestehen fließende Übergänge. Neben der Bakterienflora in RG I–III wird das Vorkommen von Pilzsporen und Hyphen sowie Trichomonas vaginalis separat beurteilt (◘ Abb. 4.15; ◘ Abb. 4.16; ◘ Abb. 4.17).

▪ **Beurteilung des Gram-Präparats nach Spiegel**

Um die Gram-Präparate der Scheidenflora zu beurteilen, stellten Spiegel et al. (1983) eine Gradskala von I bis III auf (◘ Tab. 4.6).

◘ **Tab. 4.6** Spiegel-Kriterien (Grad I, II, III)	
Grad I	Normale Flora, dominiert durch Laktobazillus-Morphotypen
Grad II	Intermediate Flora, reduzierte Laktobazillenflora gemischt mit anderen Morphotypen; dabei handelt es sich entweder um eine zwischenzeitliche Reduktion der Laktobazillen, die sich selbst reguliert, oder möglicherweise um ein Übergangsstadium zur Infektion
Grad III	Abnormale Flora, wenig bis gar keine Laktobazillus-Morphotypen mit einer erhöhten Anzahl von Gardnerella vaginalis und/oder anderen Morphotypen. Bakterielle Vaginose: Laktobazillus <5 und Gardnerella-Morphotypen >5 zusammen mit 5 oder mehr Morphotypen (grampositive Kokken, gramnegative Stäbchen) pro Gesichtsfeld (×1.000; Ölimmersion)

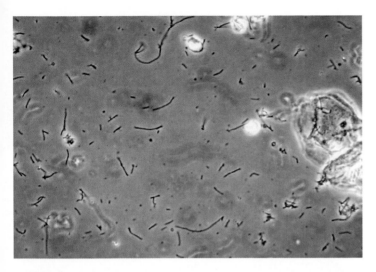

◘ **Abb. 4.12** RG I Laktobazillenflora,
freie Zellkerne, keine Leukozyten,
intakte Epithelzellen (×1000)

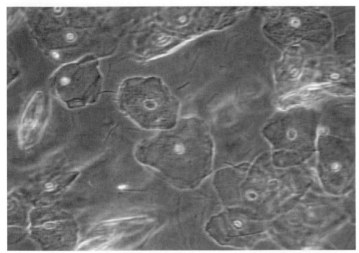

◘ **Abb. 4.13** RGII Laktobazillenflora,
leichte Mischflora, intaktes Zellbild
(×1000)

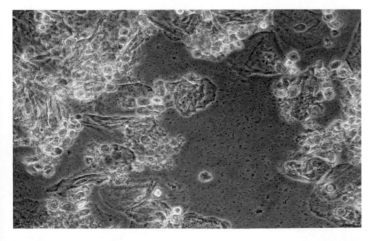

◘ **Abb. 4.14** RG III Hohe Bakterien-
populationsdichte, keine Laktobazillen, Leukozytenbesatz (×1000)

4

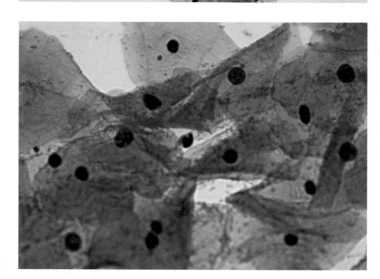

◘ **Abb. 4.15** RG I Laktobazillenflora,
keine Mischflora, keine Leukozyten
(Papanicolaou-Färbung; ×200)

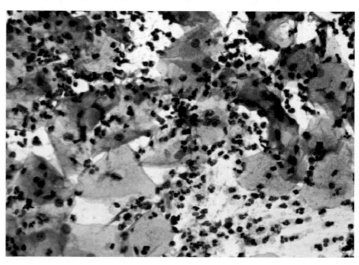

◘ **Abb. 4.16** RG II Mischflora von
Stäbchen und Kokken bei intaktem
Zellbild (Papanikolaou-Färbung; ×400)

◘ **Abb. 4.17** RG III Mischflora mit
hoher Leukozytendichte (Papanikolaou-Färbung; ×400)

◘ **Tab. 4.7** Diagnose der bakteriellen Vaginose nach den Nugent-Kriterien (Gram-Präparat bei 1.000facher Vergröße-rung)

Der Nugent-Score					
Score I	Laktobazillen (Anzahl Morphotypen)	Score II	Gardnerella, Prevotella/Bacteriodes	Score III	Gramnegative Komma-bakterien (Mobiluncus)
0	4 + (>30)	0	0	0	0
1	3 + (6–30)	1	1+	1	1+ oder 2+
2	2 + (1–5)	2	2+	2	3+ oder 4+
3	1 + (<1)	3	3+		
4	0 (0)	4	4+		
Bewertung		**Gesamtscorezahl (Score I + Score II + Score III, Maximum = 10)**			
Normal		0–3 Punkte			
Kein eindeutiger Hinweis		4–6 Punkte			
Bakterielle Vaginose		7–10 Punkte			

■ **Kriterien nach Nugent**

Nugent et al. (1991) stellten Unterscheidungskriterien für die bakte-rielle Vaginose aus der Vaginalflora anhand von Form, Größe und Gram-Färbung der Bakterien auf (► Übersicht; ◘ Tab. 4.7).

Unterscheidungskriterien nach Nugent bei Gram-Präparat mit 1.000facher Vergrößerung
- Große grampositive Stäbchen (Laktobazillus-Morphotypen)
- Kleine gramvariable Stäbchen (G.-vaginalis-Morphotypen)
- Kleine gramnegative Stäbchen (Bacteroides-spp.-Morphoty-pen)
- Sichelförmige/gebogene gramvariable Stäbchen (Mobilun-cus-spp.-Morphotypen)

❯ **Wichtig!**

Bei der mikroskopischen Infektionsdiagnostik aus dem Na-tivpräparat ist es notwendig, die erzielten Ergebnisse auch immer unter dem Aspekt von Anamnese, Symptomatik und Klinik zu interpretieren (◘ Abb. 4.18; ◘ Abb. 4.19)!

4

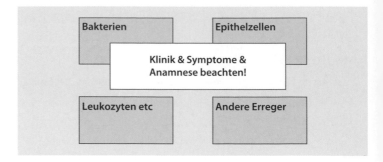

▣ **Abb. 4.18** Beurteilung und Kriterien des Nativpräparats

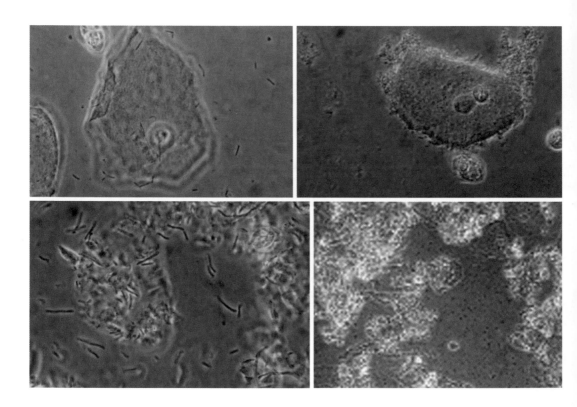

▣ **Abb. 4.19** Bakterielle Besiedlung im Nativpräparat (Phasenkontrastdarstellung ×400)

4.5   Umweltgerechte Entsorgung

In der Frauenarztpraxis gelten Färbe- und Spüllösungen, Objektträger mit Abstrichen, Abstrichinstrumente und Befundkopien als Sonderfälle für eine umweltgerechte und gesetzeskonforme Entsorgung (Podbielski et al. 2007).

Für die Entsorgung mikroskopischen Abfallmaterials gelten gesonderte Regeln und Vorschriften.

- **Färbe- und Spüllösungen**

Von der Einleitung in öffentliche Abwasseranlagen sind sämtliche Stoffe ausgeschlossen, die die Reinigungswirkung der Abwasserbehandlungsanlagen beeinträchtigen oder dort arbeitende Personen schädigen können.

Bei Färbe- und Spüllösungen ist zwischen Abwasser und Abfall zu unterscheiden. Mit Färbelösungen belastete Reinigungs- und Spülwässer können als Abwässer in die öffentliche Kanalisation eingeleitet werden. Es gibt auch keine Bedenken, Ethanol in die öffentliche Kanalisation einzuleiten, sofern die alkoholischen Lösungen mindestens 1:10 mit Wasser verdünnt sind; damit sollen explosible Alkohol-Luft-Gemische in der Kanalisation verhindert werden.

> **Wichtig!**
> Zur sachgerechten Entsorgung können kleinere Mengen Ethanol mit viel Wasser verdünnt im Ausguss entsorgt werden. Konzentrierte Reste müssen in den Sammelkanister der Abfallgruppe 2.1 »Halogenfreie Lösungsmittelgemische« gegeben werden.

Färbelösungen des zytologischen Labors wie Papanicolaou-Lösungen enthalten u. a. Schwermetalle (Quecksilber, Wolfram, Lithium) bzw. Eosin – eine Quelle für adsorbierbare, organisch gebundene Halogene (AOX) – und sind daher als besonders überwachungspflichtige Abfälle einzustufen. Besonders überwachungspflichtige Abfälle dürfen nicht in die öffentliche Kanalisation eingeleitet werden und sind gesondert zu entsorgen.

> **Wichtig!**
> Färbelösungen müssen in einem separaten Kanister gesammelt und als Sondermüll entsorgt werden.

Die Entsorgung überwachungspflichtiger Abfälle führen zertifizierte Entsorgungsfachbetriebe durch. Bei der Entsorgung ist der Arzt verpflichtet, die Zulassung des Entsorgungsfachbetriebes bzw. seine Zertifizierung zu kontrollieren.

Zertifizierte Entsorgungsfachbetriebe sind zuständig für die Entsorgung überwachungspflichtiger Abfälle.

Die Verantwortung der ordnungsgemäßen Entsorgung liegt beim Entsorgungsfachbetrieb. Dieser stellt Spezialbehälter für die Abfälle zur Verfügung. Um die ordnungsgemäße Entsorgung gegenüber der zuständigen Aufsichtsbehörde nachzuweisen, erhält das Labor eine Übergabebescheinigung mit allen erforderlichen Angaben.

■ Objektträger mit Abstrichen und Abstrichinstrumente
Da die Objektträger mit den Abstrichen durch die alkoholische Fixierung desinfiziert sind, können sie wie Laborglas über den Hausmüll entsorgt werden. Wenn größere Mengen Glasabfall anfallen, sollte ein Entsorgungsbetrieb beauftragt werden.

■ Befundkopien
Die schriftlichen Befundkopien müssen von einem Entsorgungsbetrieb vernichtet werden, der nach datenschutzrechtlichen Vorschriften zugelassen ist. Es ist nicht erlaubt, selbst geschredderte Unterlagen über den Hausmüll zu entsorgen.

■ Gesetzliche Vorgaben
Die Entsorgung mikroskopischen Abfallmaterials richtet sich nach verschiedenen gesetzlichen Vorgaben und den sich daraus ableitenden Vorschriften, von denen einige besonders zu beachten sind (► Übersicht).

Gesetzliche Vorgaben und Vorschriften zur sachgerechten Entsorgung

− Biostoffverordnung (Gültigkeit in medizinischen Labors und auch in Arztpraxen mit Labortätigkeit)
− Chemikaliengesetz
− Gefahrstoffverordnung
− LAGA-Richtlinie über die ordnungsgemäße Entsorgung von Abfällen aus Einrichtungen des Gesundheitsdienstes (Länderarbeitsgemeinschaft Abfall)
− Kreislaufwirtschafts- und Abfallgesetz
− Wasserhaushaltsgesetz
− Indirekteinleiterverordnungen der Länder
− Kommunale Abfallsatzungen
− Verwaltungsvorschriften
− Ministeriumserlasse und Datenschutzgesetz

❯ Der Arzt muss sich informieren, welche örtliche Bedingungen und Vorschriften für die umweltgerechte Entsorgung des anfallenden mikroskopischen Abfallmaterials in Praxis, Klinik und Labor gelten.

Mikroorganismen

5.1.3 Mikroskopisches Abstrichpräparat

Laktobazillen zeigen sich im gefärbten und ungefärbten Nativpräparat als unterschiedlich lange, unbewegliche Stäbchen, die innerhalb desselben Abstrichs eine relativ konstante Länge aufweisen und in unterschiedlicher Dichte diffus über das ganze Präparat verstreut liegen (◘ Abb. 5.1 u. 5.2). Gelegentlich kommen auch lange fadenförmige Formen vor. Sprosspilzinfektionen werden von einer bestehenden Laktobazillenflora nicht beeinflusst, sodass oft ein gemeinsames Vorkommen von Sprosspilzen und Laktobazillen im Abstrichpräparat beobachtet wird.

Die physiologisch in der Scheide vorhandenen Laktobazillen führen zur Zytolyse der Intermediärzellen (Soost u. Baur 1990; Nauth 2002) (◘ Abb. 5.3). Die bakterielle Zytolyse wird von einer Vielzahl von Laktobazillen ausgelöst und ist auf die Intermediärzellen des Vaginalepithels beschränkt. Die Superfizialzellen sind resistent gegen die Enzyme der Laktobazillen und können nicht zytolysiert werden.

Die bakterielle Zytolyse ist im Mikroskop gut erkennbar.

Die von den Laktobazillen ausgelöste bakterielle Zytolyse in der Intermediärzellschicht findet insbesondere statt

- in der Prämenarche,
- in der Lutealphase des Zyklus,
- in der Schwangerschaft,
- während und nach Behandlung mit Ovarialhormonen.

Bei der bakteriellen Zytolyse löst sich das Zytoplasma auf, die intakten Zellkerne bleiben zurück. Nach einer ausgeprägten Zytolyse liegen die Zellkerne in Form von Nacktkernen vor, die oft eine ödematöse Aufquellung bei gut erhaltener Chromatinstruktur und glatter Kernmembran zeigen (◘ Abb. 5.4, 5.5, 5.6).

5.1.4 Befunddokumentation

Die Abbildungen dokumentieren Laktobazillen, Epithelzellen und die Zytolyse von Intermediärzellen im Phasenkontrastverfahren und unter Färbung.

■ **Phasenkontrasttechnik** (■ Abb. 5.1; ■ Abb. 5.2; ■ Abb. 5.3)

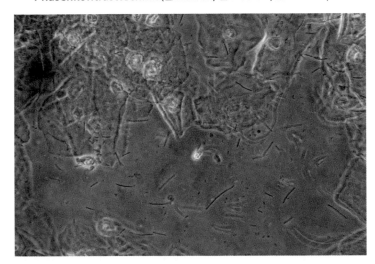

■ **Abb. 5.1** Lange Laktobazillen und reife Epithelzellen (×400)

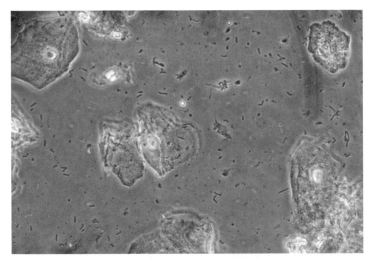

■ **Abb. 5.2** Kurze Laktobazillen und reife Epithelzellen (×400)

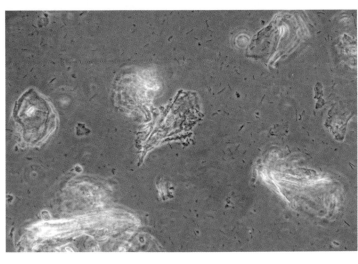

■ **Abb. 5.3** Laktobazillen mit Epithelzellen bei beginnender Zytolyse (×400)

- **Färbetechnik** (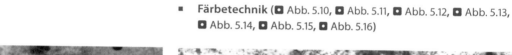 Abb. 5.10, ◘ Abb. 5.11, ◘ Abb. 5.12, ◘ Abb. 5.13, ◘ Abb. 5.14, ◘ Abb. 5.15, ◘ Abb. 5.16)

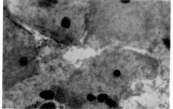

◘ **Abb. 5.10** Mischflora eines dichten Bakterienrasens in der Methylenblaufärbung (×400)

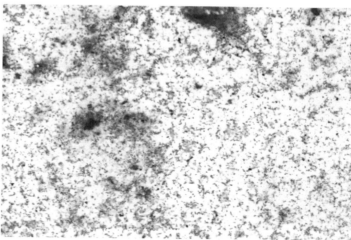

◘ **Abb. 5.11** Diffuse Mischflora ohne Entzündungszeichen (Methylenblaufärbung; ×200)

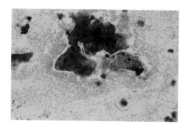

◘ **Abb. 5.13** Mischflora mit großer Populationsdichte einer Kokkenflora (×400)

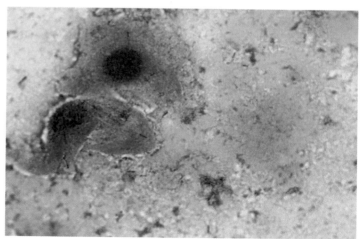

◘ **Abb. 5.12** Mischflora aus Stäbchen und Kokken (Methylenblaufärbung; ×400)

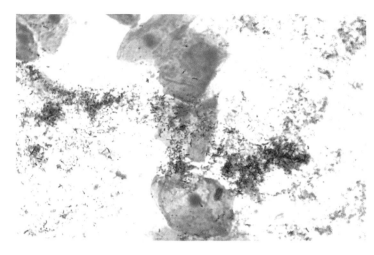

■ **Abb. 5.14** Grampositve und gramnegative Mischflora von Stäbchen- und Kokkenbakterien (×400)

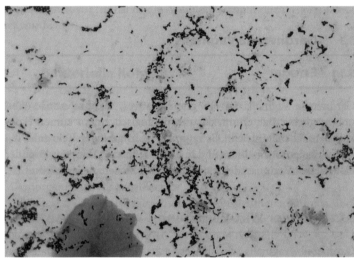

■ **Abb. 5.15** Kokkenflora: punktförmige Bakterien und kleine Kettenbildung, keine entzündliche Begleitreaktion (Gram-Färbung; ×400)

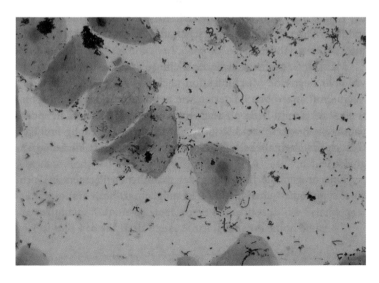

■ **Abb. 5.16** Mischflora gramnegativer und grampositiver Stäbchenbakterien (×400)

> **Behandlung der atrophischen Kolpitis durch Hormonsubstitution (◘ Tab. 5.5)**
> — Tägliche Behandlung mit 0,5–1,0 mg Östriol bewirkt Proliferation an Vaginal -, Urethral- und Blasenepithel
>   — Lokal:
>   – Estriol-Ovula oder Vaginalsupp.: täglich 1 Ov. intravag. 10 Tage
>   – Estriol- od. Estradiol-Creme: 1 Woche lang täglich 1 Applikation, danach wöchentlich 2×1 intravag. Applikation
>   — Oral: 2,0 mg Estriol täglich über mehrere Wochen (PG 3–4,60 % KP).

5.5 Zervizitis

5.5.1 Erreger

Die Zervizitis wird durch eine Reihe von Erregern ausgelöst – meist durch Chlamydien oder Gonokokken, aber auch durch bakterielle Mischinfekte (GAS, GBS, Enterokokken) sowie Trichomonaden, Pilze, Herpes- und humane Papillomaviren. Ein primärer Herpes genitalis führt in bis zu 90 % zu einer Herpeszervizitis

5.5.2 Erreger-Wirt-Beziehung

Leukozyten im zervikalen Schleim sind bei Zervizitis deutlich erhöht.

Obwohl das vaginale Epithel unter Östrogeneinfluss relativ resistent gegen pathogene Erreger ist, bleibt das Zylinderepithel der Endozervix empfindlich. Das heißt auch, dass trotz einer infektiösen Zervizitis die Scheide keine Anzeichen einer Vaginitis aufweisen muss. Hinweise geben Enantheme auf der Zervix oder Ektropien mit einer Eversion des Zylinderepithels, einer leichten Blutungsneigung bei Abstrichen und einer putriden Trübung des zervikalen Schleims (◘ Abb. 5.21). Obwohl das Auftreten von Leukozyten im Schleim normal ist, ist ihre Menge bei der Zervizitis deutlich erhöht. Häufig wird auch der Zytologe bei der Beurteilung des Pap-Abstrichs auf eine Entzündung hinweisen.

Die Zervizitis ist eine Entzündung des Zylinderepithels im Zervikalkanal. Die bakterielle Besiedlung der Cervix uteri spiegelt die Verteilung der Bakterien in der Scheide wider, wobei die Anzahl der Spezies und die Keimzahl im Vergleich zur Vagina geringer ist. Durch die Besiedlung der Zervix mit fakultativ pathogenen und spezifischen Erregern besteht die Gefahr einer Keimaszension in den oberen Genitaltrakt. Die Zervizitis ist mit ca. 15 % eine relativ häufige Ursache des Fluor vaginalis (MIQ; Podbielski et al. 2007).

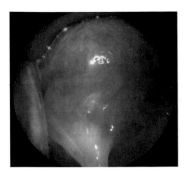

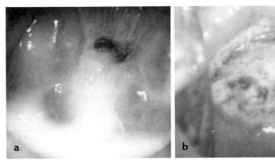

◻ **Abb. 5.21** Eitrige Trübung des Zervixschleims bei Zervizitis

◻ **Abb. 5.22** Zervikaler Fluor bei einer chlamydienbedingten Zervizitis. **a** Zervikale Leukorrhoe bei Chlamydien, **b** Beispiel einer putriden nekrotisierenden Cervicitis bei bakterieller Mischinfektion

5.5.3 Mikroskopisches Präparat

Die Interpretation der bakteriologischen Befunde ist schwierig, weil Zervixabstriche bei der Entnahme durch die Vaginalflora kontaminiert werden können. Im mikroskopischen Präparat aus dem Zervixabstrich ist der Nachweis von purulentem Fluor (über 25 Leukozyten pro Gesichtsfeld bei 400facher Vergrößerung) ein wichtiger Hinweis für die Zervizitis. Bei diesem Befund müssen die häufigsten Erreger – Chlamydien, Gonokokken und Streptokokken A – erfasst werden (◻ Abb. 5.22).

Die mikroskopische Befundinterpretation der spezifischen Erreger Trichomonas vaginalis, Gonokokken, Herpes simplex und Chlamydien erfolgt in den ▶ Abschn. 5.9, 5.10, 5.13, 5.14.

▪ **Follikuläre Zervizitis**

Im Abstrich einer follikulären Zervizitis sind reichlich reife und unreife Lymphozyten mit zum Teil vergrößerten Nukleoli zu finden, die vor allem bei schlechtem Erhaltungszustand mit anaplastischen Tumorzellen verwechselt werden können.

5.5.4 Therapeutische Konsequenz

Die Therapie der Zervizitis erfolgt durch eine spezifische systemische Erregerbeseitigung auf der Basis einer gezielten Erregeranalyse.

◘ Tab. 5.6 Stufenweise Entwicklung einer Mischflora zur bakteriellen Vaginose

Physiologische vaginale Flora mit einer Dominanz von Laktobazillen (83–100 %)	
Exogene Einflüsse – Sexuelle Kontakte/Sperma – Lokale Kontrazeption – Hygienefaktoren – Antibiotika	Endogene Einflüsse – Menstruation – Östrogenmangel – Glykogenverlust
Einschleusung von Bakterien, die nicht zur vaginalen Flora gehören	Wachstum von Bakterien, die sonst nur in geringer Menge vorliegen
Adhärenz – Biofilmbildung – Vermehrung Erweiterung der bakteriellen Gemeinschaft mit anderen, z. T. unbekannten Spezies	
Verdrängung der Laktobazillen aus dem Biotop	

5.7.2 Erreger-Wirt-Beziehung

Hohe Populationsdichte der anaeroben Vaginalflora

Die bakterielle Vaginose ist ein klinisches Krankheitsbild, das insbesondere durch den Verlust des H_2O_2-bildenden Lactobacillus spp. und die Ausbildung einer hohen Populationsdichte der anaeroben Vaginalflora gekennzeichnet ist (Eschenbach et al. 1989; Hawes et al. 1990; Hillier et al. 1992). Es handelt sich dabei um eine schwere Störung des vaginalen mikroökologischen Systems, die sich stufenweise entwickelt (◘ Tab. 5.6).

Besonders während der Schwangerschaft und der Geburt steigt das Risiko einer bakteriellen Vaginose.

Das Hauptsymptom der bakteriellen Vaginose ist ein grauweißer, dünnflüssiger Fluor vaginalis in unterschiedlichen Ausprägungen: als vermehrter klebender Fluor (◘ Abb. 5.25a), als wässriger Fluor mit Erythem (◘ Abb. 5.25b) und mit Ödem der Vulva (◘ Abb. 5.25c). Begleitet wird der Fluor von einem unangenehmen fischartigen Geruch, der in einigen Fällen auch ohne Fluorbeschwerden auftreten kann. Nur selten kommt es zu einer Rötung oder Juckreiz im Genitalbereich.

Die Bedeutung dieses Krankheitsbildes liegt im erhöhten Infektionsrisiko während der Schwangerschaft und Geburt (erhöhte Frühgeburtlichkeit) und bei operativen Eingriffen. Im Zusammenhang mit der bakteriellen Vaginose werden außerdem vermehrt Harnwegsinfektionen sowie eine erhöhte Inzidenz und Prävalenz spezieller sexuell übertragbarer Infektionen festgestellt (◘ Abb. 5.26).

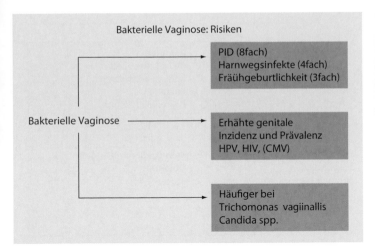

Bakterielle Vaginose: Risiken

- PID (8fach)
  Harnwegsinfekte (4fach)
  Fräühgeburtlichkeit (3fach)

Bakterielle Vaginose —→

- Erhähte genitale
  Inzidenz und Prävalenz
  HPV, HIV, (CMV)

- Häufiger bei
  Trichomonas vagiinallis
  Candida spp.

Abb. 5.26 Risiken der bakteriellen Vaginose

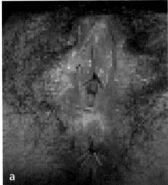

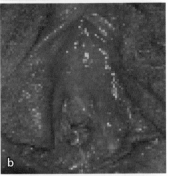

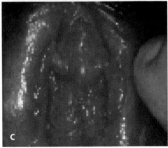

(Anaerobe) Bakterielle Vaginose
- Vollständige Verdrängung der Laktobazillen durch Anaerobier
- Meist Mobilität und hohe Keimzahl der planktonischen Bakterien im Nativpräparat
- Ausbildung einer extrazellulären Matrix auf den Zelloberflächen
- Keine Entzündungsreaktion (keine Parabasalzellen) und meist keine Leukozyten
- Bakterielle Kulturen eher ineffektiv, da auch das Kulturverhalten durch die polymikrobielle Struktur der Infektion verändert sein kann
- Andere Erreger profitieren vom veränderten Milieu (z. B. HPV, Candida, HIV)

Abb. 5.25 Unterschiedliche Ausprägung des Fluor vaginalis bei der bakteriellen Vaginose

Für die bakterielle Vaginose sprechen 4 Kriterien (Amsel et al. 1999), von denen mindestens 3 positiv sein müssen (▶ Übersicht).

Kriterien der bakteriellen Vaginose
- Über 20 % »clue cells«
- Meist fehlende Leukozyten
- pH-Wert >4,5
- Vermehrter homogener, dünner, grauweißer Fluor
- Amingeruch (10 % KOH)

Nativpräparat (×400)	
Epithelzellen Keine Reifestörung »Clue cells« bis 100 %	**Bakterien** Keine Laktobazillen Massen an anderen Bakterien Bakterieller Biofilm
Eigene Zellen wie Leukozyten Kaum Leukozyten	**Fremdzellenund andere Objekte** Keine
Klinik: >pH, vermehrter riechender Fluor, Brennen und Dyspareunie	

◘ Abb. 5.27 Merkmale der anaeroben bakteriellen Vaginose im Nativpräparat

5.7.3   Mikroskopisches Abstrichpräparat

**Der Nachweis von »clue cells«
bringt schnelle Erkenntnisse.**

Der Vaginalabstrich wird auf dem Objektträger ausgestrichen und gefärbt (Methylenblau, Gram-Färbung) oder ungefärbt bei 400facher Vergrößerung im Phasenkontrast- oder Hellfeldmikroskop betrachtet. Im Vordergrund steht dabei der mikroskopische Nachweis von Schlüsselzellen (»clue cells«) (◘ Abb. 5.27). Schlüsselzellen sind vaginale Plattenepithelzellen, deren Oberfläche mit einer großen Zahl von Bakterien – meistens Anaerobier – adhärent besetzt ist, sodass ihre Zellgrenzen undeutlich werden. Die adhärenten Mikroorganismen sind Mitgestalter eines ausgeprägten Biofilms. Neben den massenhaften Bakterien finden sich kaum Leukozyten und meistens keine Laktobazillen. Es finden sich in der Regel auch keine Entzündungsreaktionen.

❯ Ein mikroskopischer Schnellnachweis (Identifizierung von »clue cells«) im Nativpräparat ist in der Schwangerschaft besonders indiziert, da zwischen der BV und einer Frühgeburtsentstehung ein signifikannter Zusammenhang besteht.

5.7.4   Befunddokumentation

Die Abbildungen dokumentieren die bakterielle Vaginose mit unterschiedlichem Keimbefall und »clue cells« im Phasenkontrastverfahren und unter Färbung.

- **Phasenkontrasttechnik** (◘ Abb. 5.28, ◘ Abb. 5.29, ◘ Abb. 5.30, ◘ Abb. 5.31, ◘ Abb. 5.32)

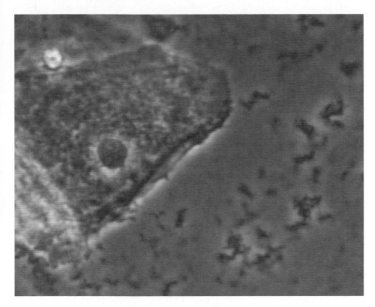

◘ **Abb. 5.28** Hohe Populationsdichte von Stäbchenbakterien in Zelladhärenz, keine Leukozyten (×1.000)

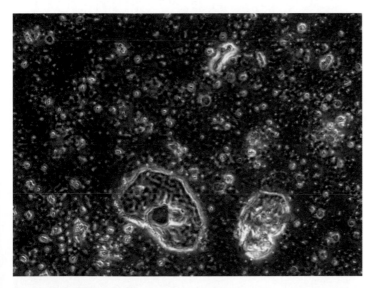

◘ **Abb. 5.29** Bakterielle Vaginose mit Sprosspilzzellen und Pseudohyphe (×400)

5

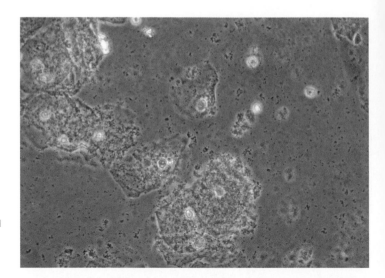

▣ **Abb. 5.30** Erhöhte Keimdichte und
»clue cells« mit bakteriellem Biofilm
bei bakterieller Vaginose, Leukozyten
sind erhalten (×400)

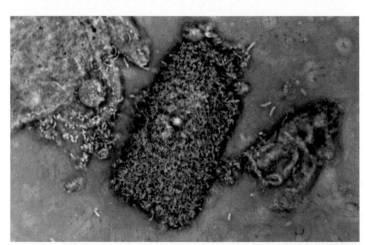

▣ **Abb. 5.31** Bakterielle Vaginose mit
klassischer Biofilmzelle (×1.000)

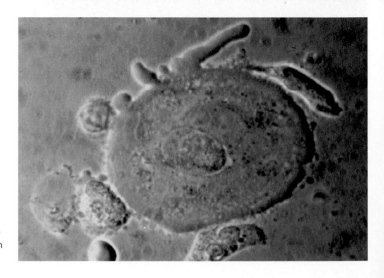

▣ **Abb. 5.32** Bakterielle Vaginose mit
aufgequollener Intermediärzelle, Zyto-
plasmaaustritt und einigen Leukozyten
(×1.000)

- **Färbetechnik** (■ Abb. 5.33, ■ Abb. 5.34, ■ Abb. 5.35, ■ Abb. 5.36, ■ Abb. 5.37)

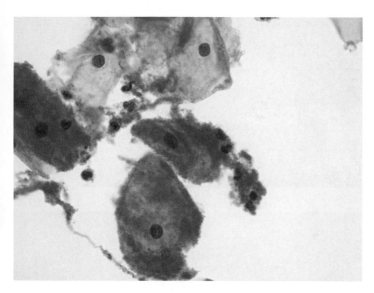

■ **Abb. 5.33** Bakterielle Vaginose, Darstellung von »clue cells« (Methylenblau-färbung; ×400)

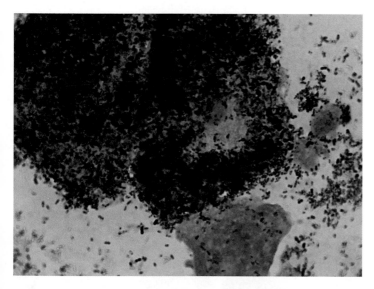

■ **Abb. 5.34** »Clue cells« bei bakterieller Vaginose (Gram-Färbung; ×1.000)

5

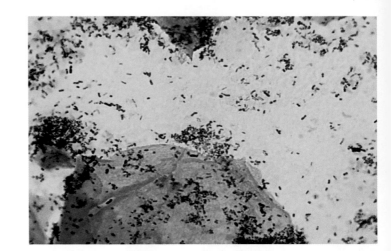

◨ **Abb. 5.35** Bakterielle Mischflora in Adhärenz zur Epithelzelle bei BV (×1.000)

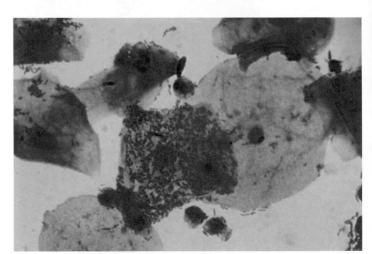

◨ **Abb. 5.36** »Clue cells« mit adhärenten gramnegativen Stäbchenbakterien (Gardnerella vaginalis) (×1.000)

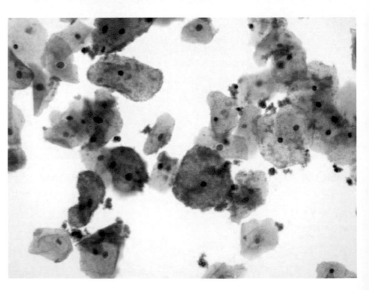

◨ **Abb. 5.37** »Clue cells« der BV in der Papanicolaou-Färbung (×200)

5.7.5 Therapeutische Konsequenz

Für die Behandlung der BV gibt es keine Therapie der Wahl. In der Routinebehandlung werden insbesondere Metronidazol und Clindamyzin-Präparate in systemischer oder topischer Applikation eingesetzt. Zur Stabilisierung des vaginalen mikroökologischen Systems werden hauptsächlich Probiotika angewendet sowie Formulierungen, die das vaginale Milieu ansäuern (◘ Tab. 5.7; ◘ Tab. 5.8).

Routinebehandlung mit Metronidazol und Clindamyzin

> **❯** Die Heilungsquote der BV mit antiinfektiven Substanzen wird 3 Monate nach der Behandlung mit 60–70 % angegeben. Es besteht eine hohe Rezidivrate.

◘ Tab. 5.7 Therapie der bakteriellen Vaginose

Therapieform	Medikation
Systemische Therapie	– Metronidazol: 2×2 g in 48 h; 2×500 mg tägl. per os über 7 Tage – Clindamyzin: 2×300 mg tägl. per os über 7 Tage
Topische Therapie	– 5% Metronidazol-Creme 2–3×/d 7 Tage – 2 %ige Clindamyzin-Creme intravaginal über 7 Tage
Stabilisierung von Terrainfaktoren	– Laktobazillensubstitution über 30 Tage, Ansäuerung des Vaginalmilieus (Ascorbinsäure, Milchsäure), Antiseptika
Keine Partnertherapie	

◘ Tab. 5.8 Therapie der bakteriellen Vaginose bei Schwangerschaft und in der Stillzeit

Schwangerschaft, 1. Hälfte:	– Clindamyzin-Vaginalcreme vor dem Schlafengehen 6–7 Tage oder – Clindamyzin 300 mg 2×1 Tabl. über 7 Tage
Schwangerschaft, 2. Hälfte:	– Metronidazol-Kurzzeittherapie 1×2 g über 2 Tage oder – Metronidazol 500 mg 2×1 Tabl. über 7 Tage
Stillzeit	– Clindamycin 300 mg 2×1 Tabl. über 7 Tage
Alternative	– Octenisept-Vaginalspray 1 × Tgl. 10 Pumpenhübe über 7 Tage

5.8   Sprosspilze

5.8.1   Erreger

Sprosspilze bilden häufig Hyphen und Myzelien.

Die vaginale Kandidose entsteht durch Sprosspilze, die als rundliche Zellen (Blastosporen) unterschiedlicher Größe vorkommen. Sie vermehren sich ungeschlechtlich durch Sprossung, wobei seitlich unilokal oder multilokal aus einer Mutterzelle eine kleine neue Tochterzelle heranwächst, sich abschnürt und allmählich größer wird. Die einzelnen getrennten Zellen können durch eine gemeinsame extrazelluläre Matrix verbunden bleiben. Solche runden Zellen können sich unter bestimmten Einflüssen der Umgebung strecken und filamentöse Formen ausbilden. Diese länglichen Pilzzellen (Pseudohyphen) sind nach der Teilung noch lose miteinander verbunden, haben keine Querwände (Septen) und kommunizieren nicht über Poren miteinander; sie bilden das sog. Pseudomyzel (◩ Abb. 5.47).

Bei den isolierten Sprosspilzzellen handelt es sich um runde oder ovale Gebilde von 4 bis 6 μm Länge. Sie sind etwas kleiner als Leukozyten und Erythrozyten, aber wesentlich größer als Kokken und plumper als Laktobazillen. Sie zeigen oft knospenartige Ausstülpungen in Form der sog. Mutter-Kind-Stellung (◩ Abb. 5.45). Die Hyphen können Längen bis zu 100 μm und mehr erreichen. Degenerierte Hyphen verlieren ihre Doppelkonturierung und sind von Schleimfäden oder ausgelaufenen Leukozytenfäden kaum noch unterscheidbar.

Candida albicans ist der häufigste Erreger der Kandidose.

Bei den Genitalmykosen handelt es sich in den meisten Fällen um den Erreger Candida albicans und in geringerer Zahl um Non-Candida-albicans-Arten. Das Genus Candida umfasst über 154 Spezies, von denen nur 6–7 häufiger in humanen Isolaten vorkommen.

Viele Pilze erscheinen hauptsächlich in Fadenform (Hyphe). Während manche Pilze nur in einzelliger Form vorkommen, treten andere als komplexe, mehrzellige Organismen auf und bilden ein regelrechtes Pilzgeflecht, das Myzel (Nenoff et al. 2001). In der Vagina finden sich Sprosspilze, die in der Lage sind, Pseudohyphen und Pseudomyzel zu bilden (◩ Tab. 5.9).

Sprosspilzerreger
- Candida albicans
- Candida glabrata
- Candida guilliermondii
- Candida tropicalis
- Candida dubliniensis
- Candida krusei
- Candida kefyr
- Candida parapsilosis
- Candida famata
- Geotrichum candidum

◩ **Tab. 5.9** Pseudohyphenbildung bei Sprosspilzen

Bildung von Pseudohyphen	Keine oder geringe Pseudohyphen
Candida albicans (ca. 50 %)	Candida glabrata (15–30 %)
Candida tropicalis (15–30 %)	Candida krusei (ca. 1 %)
Candida parapsilosis (15 %)	Candida norwegiensis

5.8.2 Erreger-Wirt-Beziehung

Bei 5–10 % der gesunden Frauen im reproduktionsmedizinischem Alter findet man Sprosspilze in der Vagina und auf der Vulva, ohne dass dabei subjektive Beschwerden auftreten. Bei Schwangeren steigt die Rate der Besiedlung bis auf 30 % (Hof 2003; Friese et al. 2003).

Kandidosen entwickeln sich größtenteils aus dem patienteneigenen kommensalen Reservoir. Ein kleinerer, nicht zu vernachlässigender Teil der Kandidosen wird durch Schmierinfektion übertragen. (Mylonas u. Friese 2009). Prädisponierende Faktoren für die Entstehung von Kandidainfektionen zeigt die ▶ Übersicht.

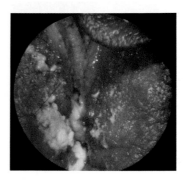

Abb. 5.38 Bröckeliger Fluor bei Vulvovaginitis mycotica

Prädisponierende Faktoren der Kandidose
- Physiologisch: Schwangerschaft, Alter, Kindheit
- Hautläsionen: Trauma, Infektion (HSV), Brandwunden, Dermatosen (Lichen ruber)
- Hämatologisch: Neutropenia, zelluläre Immunodefekte (Leukämie, Lymphoma, AIDS, aplastische Anaemie)
- Endokrinologisch: Diabetes mellitus, Addison-Krankheit, Hypoparathyreoidismus
- Iatrogen: Chemotherapie, Kortikosteroide, orale Kontrazeptiva, Antibiotika, Katheter, surgery
- Andere: IVDA, Unterernährung, Thymom

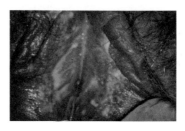

Abb. 5.39 Typische Vulvovaginitis einer Sprosspilzinfektion

Die Vaginalmykose kann sich unterschiedlich stark auswirken. Leichte Formen gehen mit Juckreiz, Brennen und geringem Fluor einher. Bei schweren Verlaufsformen kommt noch eine mehr oder weniger starke Kolpitis mit weißlichen Belägen hinzu (◘ Abb. 5.38; ◘ Abb. 5.39). Vor allem Frühgeborene (konatale Candidiasis) sind durch Pilzinfektionen gefährdet, deren Erreger insbesondere über den Geburtsweg auf das Kind übertragen werden.

> Frühgeborene sind besonders gefährdet, sich über den Geburtsweg mit Sprosspilzen zu infizieren.

■ **Ausbreitungsformen der Kandidose**
Die Kandidose manifestiert sich als eine oberflächige, lokale oder tief eindringende und disseminierte Infektion mit unterschiedlichen Ausbreitungsformen (◘ Abb. 5.38, ◘ Abb. 5.39, ◘ Abb. 5.40, ◘ Abb. 5.41).

5.8.3 Mikroskopisches Abstrichpräparat

Der Abstrich wird mit Hilfe eines Watteträgers von der Scheidenwand oder direkt vom Spekulum entnommen. Bei der Materialentnahme sollte auf membranöse oder eitrige Beläge an der Scheidenwand geachtet werden, in denen sich die Sprosspilze am leichtesten nachweisen lassen. Besteht das Bild einer Vulvovaginalkandidose, so ist sowohl von der Vulva als auch der Vagina reichlich Material zu entnehmen.

> Vor allem Abstriche aus membranösen oder eitrigen Belägen der Scheidenwand sind für den Nachweis geeignet.

5

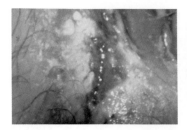

◘ **Abb. 5.40** Nässende Beläge einer Kandidose mit tiefem Eindringen auf Hautläsionen

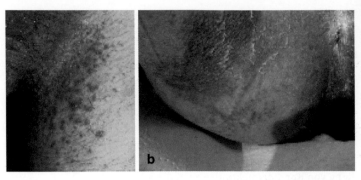

b

◘ **Abb. 5.41** Follikuläre und schuppende Ausbreitungsformen der Kandidose

Es wird ein Deckglaspräparat mit 0,95 %iger NaCl- bzw. mit 10 %iger KOH-Lösung ungefärbt (Phasenkontrastmikroskopie) oder mit Methylenblau oder gramgefärbt bei 400facher Vergrößerung mikroskopiert.

Die Kalilauge zerstört die körpereigenen Zellen durch Quellvorgänge und lässt die Pilze auf diese Weise deutlicher hervortreten. Meist sind nur eine geringe Anzahl von Leukozyten, aber typische Sprosspilzzellen und Pseudomyzelien zu erkennen.

▪ **Phasenkontrast**

Bei phasenkontrastmikroskopischer Betrachtung sind Pilzfäden und Geflechte meist ohne Schwierigkeiten zu erkennen. Einzeln liegende Sprosszellen hingegen können leicht übersehen werden, sie leuchten relativ hell auf.

▪ **Färbepräparate**

Methylenblaufärbung Die Übersichtsfärbung mit Methylenblau lässt die einzelnen Strukturen deutlich erkennen. Die Mikroskopie erfolgt mit der Objektivmaßstabszahl 40 zur genauen Durchmusterung des Präparats. Morphologische Strukturen sind bei der Objektivmaßstabszahl 100 (Ölimmersion) deutlich erkennbar.

Gram-Färbung Die einzelnen Pilzelemente reagieren grampositiv. Sie färben sich dunkelblauviolett. Die Mikroskopie erfolgt mit der Objektivmaßstabszahl 40/100 (Ölimmersion).

Papanicolaou-Färbung In den Papanicolaou-Färbepräparaten reicht die Skala der Anfärbbarkeit der Sprosspilze von Hellrot, Rosa bis Violett. In diesem Präparat ist auch auf zytomorphologische Veränderungen (Pseudoeosinophilie, partieller Zerfall einzelner Plattenepithelzellen) zu achten. Die Mikroskopie erfolgt mit der Objektivmaßstabszahl 20/40.

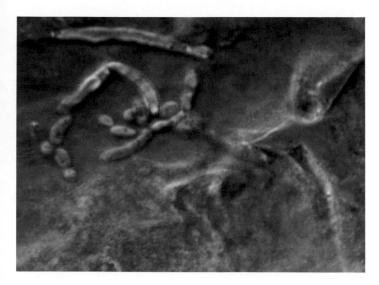

▣ Abb. 5.42 Sprosspilze in optischer Aufhellung (×1.000)

In der Papanicolaou-Färbung lassen sich Pilzelemente nicht eindeutig nachweisen, da Pseudomyzelien und Sporen durch den Fixierungs- und Färbevorgang schrumpfen bzw. zerstört werden. Meist sind sie als hellbraune Gebilde nur undeutlich erkennbar.

Mikroskopische Sprosspilzdiagnostik im Überblick
- Nativpräparat (Hellfeld/Phasenkontrast)
- Färbepräparat (Methylblau/Gram-Färbung)
- Mikroskopie: 400fache Vergrößerung, Phase 2, Ölimmersion
  1.000fache Vergrößerung, Phase 3

Für die mikroskopische Sprosspilzdiagnostik bedarf es einer Keimzahl von mindestens 10^4/ml Vaginalsekret, um im Nativpräparat ein positives Ergebnis zu erzielen. Gegebenenfalls kann man die Pilzelemente mit einem optischen Aufheller, z. B. Calcofluor, noch besser sichtbar machen (▣ Abb. 5.42).

❯ Bei der mikroskopischen Untersuchung des vaginalen Abstrichmaterials ist nur der positive Pilzbefund relevant, außerdem ist zu berücksichtigen, dass die genaue Identifikation der unterschiedlichen Pilztypen mikroskopisch nicht möglich ist. Die Spezifität des mikroskopischen Präparats beträgt nur ca. 30–50 %. Verlässliche Ergebnisse erhält man nur durch eine Kulturuntersuchung.

Die verlässlichste Methode für den Sprosspilznachweis ist die Kulturuntersuchung.

■ **Kulturuntersuchung**

Eine Kultur sollte immer dann angelegt werden, wenn bei entsprechendem klinischen Verdacht mikroskopisch keine Sprosspilzzellen nachweisbar waren. Der kulturelle Nachweis ist sinnvoll, um den ersten Hinweis zu bestätigen bzw. um eine Speziesdifferenzierung durchzuführen – was für die epidemiologische und prognostische Bewertung wichtig sein kann – und um ein Antimykogramm zu erstellen.

> **Weiterführende Diagnostik**
> ▬ Kulturelle Untersuchung
> > ▬ Sabouraud-Agar
> > ▬ Selektivnährböden
> ▬ Molekularbiologische Techniken
> > ▬ PCR-Techniken
> > ▬ Speziesspezifische Primer
> > ▬ Panfungale Primer
> > ▬ DNA-Chip-Diagnostik (Carpegen)

■ **Mikroskopische Charakteristika von Sprosspilzzellen, Hyphen und Myzelien**

Im mikroskopischen Präparat ist das Erscheinungsbild der Pilze charakterisiert durch das Vorkommen von Sprosspilzzellen (Blastosporen), Hyphen und Myzelien bzw. Pseudohyphen und Pseudomyzelien. Die Sprosspilzzellen können im Abstrich vereinzelt, auf den Epithelzellen oder als Nester beobachtet werden und kleine seitliche Tochterzellen aufweisen. Nicht selten liegen die Sprosszellen wie in einer Kette dicht hintereinander. In solchen Formationen von 3 bis 4 Sprosszellen können die einzelnen Zellelemente langoval ausgezogen sein. Durch die Aneinanderreihung von langgestreckten Sprosszellen (Pseudohyphen) bilden sich charakteristische lange, fadenförmige Gebilde (Pseudomyzelien).

Hyphen bestehen aus doppelkonturierten Schläuchen, die segmentiert und verzweigt sind. Sie können auch im freien Raum zwischen den Epithelzellen gelegen sein. Die Pilzfäden weisen oft eine beachtliche Länge auf, die den 6- bis 10fachen Durchmesser einer Superfizialzelle erreichen kann.

Eine exakte Differenzierung der Sprosspilztypen ist unter dem Mikroskop nicht möglich.

Im Bereich der Querwände ist die Anfärbung oft etwas kräftiger und die Kontur der Hyphenwand leicht ausladend. Es kann vorkommen, dass sich das Ende eines Hyphenabschnitts bzw. das Hyphenende zu großen kugeligen Endkörpern aufbläht, die als Chlamydosporen bezeichnet werden. Die Chlamydosporenbildung ist aber nur bei Candida albicans und der selten vorkommenden Candida stellatoidea zu beobachten. An Hyphen und Pseudomyzel werden Sprosszellen gebildet. Die Sprosspilzhyphen weisen im Abstrichbild oft auch Degenerationszeichen auf. Sie verlieren ihre Doppelkonturierung und sind kaum noch von Schleimfäden zu unterscheiden. Der Präparatehin-

Nativpräparat (×400)	
Epithelzellen Reifestörung	**Bakterien** Laktobazillen möglich Normale Menge an Bakterien
Eigene Zellen wie Leukozyten Massen an Leukozyten	**Fremdzellenund andere Objekte** Blastosporen Pseudohyphen
Klinik: vermehrter bröckeliger Fluor, Jucken, Brennen und Dyspareunie	

Abb. 5.43 Merkmale der vaginalen Mykose im Nativpräparat

tergrund sieht wolkig verwaschen aus. Als Beginn der degenerativen Lyse findet man ein fleckförmiges Plasma.

Werden im Abstrichpräparat helle Höfe um die Pilzzelle herum beobachtet und sind die Sprosszellen eher rundlich als oval, weist dies auf Candida glabrata hin; eine exakte Identifizierung der unterschiedlichen Pilztypen aus dem mikroskopischen Präparat ist aber nicht möglich.

> Bei der mikroskopischen Betrachtung des Abstrichpräparats ist es besonders wichtig, auf die unterschiedlichen Größenrelationen von Bakterien, Pilzen, Leukozyten und Epithelzellen zu achten. Sprosspilzzellen sind kleiner als Leukozyten, aber wesentlich größer als Kokken. Mit ca. 5 μm sind die Sprosszellen auch etwas kleiner als Erythrozyten.

In der Praxis findet man Sprosspilze, die zumeist nur von einer bescheidenen Bakterienmischflora und sehr geringer Leukozytenzahl begleitet sind. Daneben treten Pilze häufig auch in Kombination mit einer reinen Laktobazillenflora oder aber zusammen mit einer ausgeprägten bakteriellen Mischflora auf.

■ **Zytologische Merkmale der Sprosspilzinfektion**

Bei einem vaginalen Sprosspilzbefall besteht ein sehr variables vaginalzytologisches Bild, das vom unbeeinflussten Zellbild der Proliferationsphase und der Sekretionsphase bzw. dem normalen Zellbild der Schwangerschaft bis zu Strukturveränderungen des Zellplasmas und des Zellkerns reicht (■ Abb. 5.43). Die Strukturveränderungen

Zellstrukturveränderungen sind Anzeichen einer Entzündung.

am Scheidenepithel betreffen vorwiegend Kernanomalien, wie Hyperchromasie und Makrokaryose, sowie lytische Vorgänge am Zellplasma.

In mehr als 50 % der zytologischen Präparate mit einem Sprosspilznachweis stellt man an den Epithelzellen perinukleäre Höfe, Va-
kuolisation des Zytoplasmas und Chromatinverklumpungen fest.
Nicht selten ergeben sich zudem degenerativ veränderte Leukozyten
im Präparatehintergrund. Die Zellstrukturveränderungen sind Zeichen einer Entzündung und können nicht als spezifische sprosspilzbe-
dingte Abweichungen vom normalen Abstrichbild bewertet werden.

5.8.4 Befunddokumentation

Die Abbildungen dokumentieren Sprosspilze, (Pseudo-)Hyphen und
(Pseudo-)Myzelien in unterschiedlichen Stadien der Vaginalflora
im Phasenkontrastverfahren und unter Färbung.

- **Phasenkontrasttechnik (**◨ Abb. 5.44, ◨ Abb. 5.45, ◨ Abb. 5.46,
  ◨ Abb. 5.47, ◨ Abb. 5.48, ◨ Abb. 5.49**)**

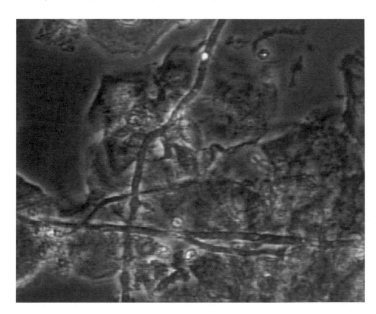

◨ **Abb. 5.44** Pseudomyzel im Phasenkontrastbild (×1.000)

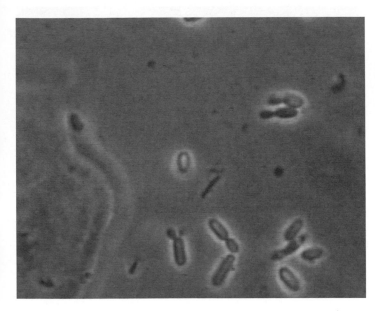

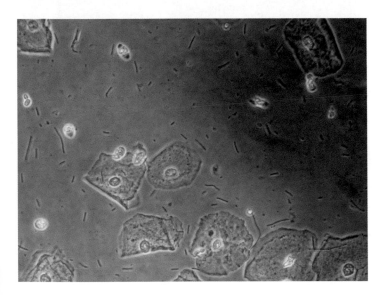

Abb. 5.47 Pseudomyzel und Sprosspilzzellen (×400)

Abb. 5.45 Sprosspilzzellen in »Mutter-Kind-Formation« (×1.000)

Abb. 5.46 Vereinzelte Sprosspilze bei intakter Laktobazillenflora (×400)

5

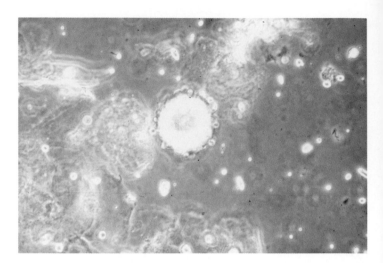

◨ **Abb. 5.48** Befall mit nicht Pseudomyzelien bildender Candida glabrata; in der Mitte eine späroide Zusammenballung von Pilzsporen (×400)

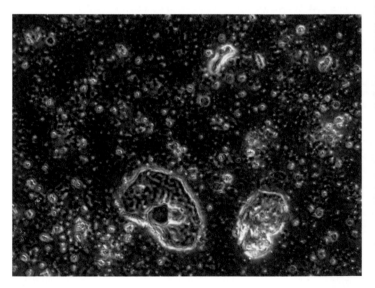

◨ **Abb. 5.49** Bakterielle Vaginose, Sprosspilzzellen und Pseudohyphe (×400)

- **Färbetechnik (**■ Abb. 5.50, ■ Abb. 5.51, ■ Abb. 5.52, ■ Abb. 5.53, ■ Abb. 5.54, ■ Abb. 5.55, ■ Abb. 5.56, ■ Abb. 5.57**)**

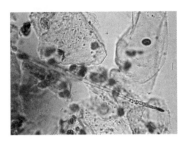

■ **Abb. 5.50** Pseudohyphe in der Methylenblaufärbung (×1.000)

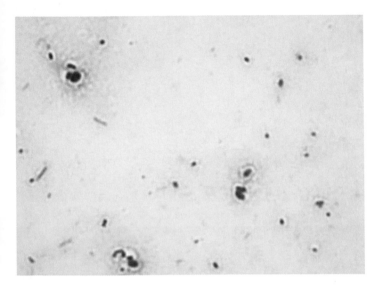

■ **Abb. 5.51** Einzelne Sprosspilzzellen, teilweise in Knospung (×400)

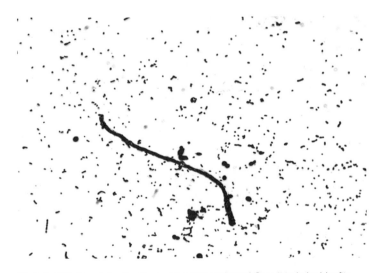

■ **Abb. 5.52** Pseudohyphe, Sprosspilzzellen und Mischflora (Methylenblaufärbung; ×400)

5

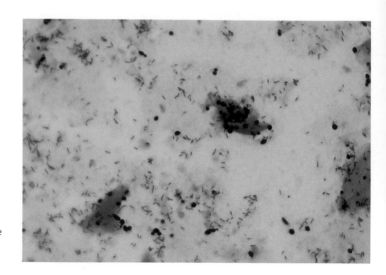

◘ **Abb. 5.53** Zahlreiche grampositive Sprosspilzzellen und Laktobazillen (Gram-Färbung, ×400)

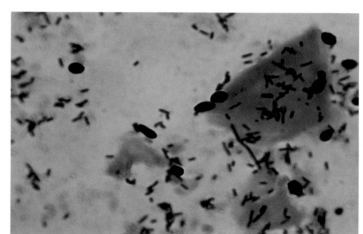

◘ **Abb. 5.54** Sprosspilzzellen und Laktobazillen in der Gram-Färbung (×1.000)

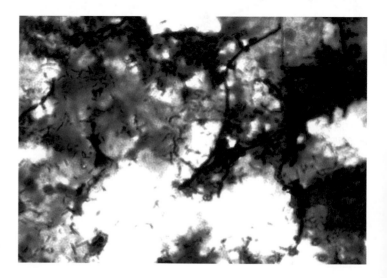

◘ **Abb. 5.55** Sprosspilzzellen und Pseudomyzelbildung, Stäbchenbakterien (×400)

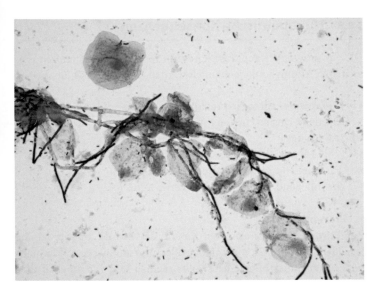

◘ **Abb. 5.56** Pseudomyzelbildung von Sprosspilzhyphen (×200)

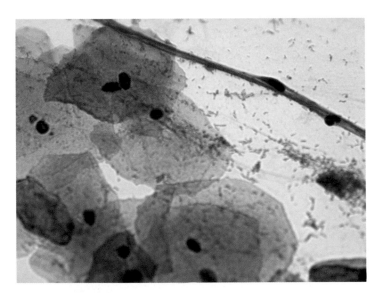

◘ **Abb. 5.57** Pseudohyphe mit 3 knospenden Sprosspilzzellen in der Papanicola-ou-Färbung (×1.000)

5.8.5 Therapeutische Konsequenzen

Systemische und topische Therapie mit Antimykotika

Die vulvovaginale Kandidose kann mit topisch und systemisch einsetzbaren Antimykotika behandelt werden (◘ Tab. 5.10; ◘ Tab. 5.11).

- ▪ **Therapie der chronisch rezidivierenden Kandidose**

Verschiedene Dosierschemata mit Fluconazol sind üblich, z. B. Fluconazol 150 mg:

— 1- bis 2 × pro Woche über 4–6 Wochen
— Anschließend 1 × alle 2 Wochen etwa 4- bis 6×
— Anschließend 1 × alle 4 Wochen etwa 4- bis 6×

- ▪ **Prävention**

Wiederherstellung der physiologischen Scheidenflora als Prävention

Zur Prävention einer erneuten Kandidose wird die physiologische Scheidenflora anhand von Laktobazillen und ansäuernden Maßnahmen rekonstituiert. Begleitend sollte man so weit wie möglich prädisponierende Faktoren beseitigen.

> ❯ Eine Partnertherapie ist bei einer einmalig auftretenden Kandidose nicht notwendig, bei einer chronisch rezidivierenden Kandidose aber sollte eine Partnerdiagnostik erfolgen.

◘ **Tab. 5.10** Topische und systemische Therapie der Kandidose

Therapie-form	Medikation
Systemische Therapie	Flukonazol (Fungata-Kapseln) 3×50 mg p.o., oder 150 mg als »single shot«
	Itrakonazol (Siros-Kapseln) 2×200 mg an einem Tag
Topische Therapie	Clotrimazol: 1 × tägl. 1 Applikatorfüllung oder 1 × tägl. 1 Ovulum bzw. 1 Vaginaltablette mit 100 oder 200 mg
	Nystatin: 1–2 Vaginaltabletten bzw. Ovula tägl.
	Ciclopirox: Vaginalcreme 1 × tägl. ca. 5 g
	Vaginalcreme, Ovula bzw. Vaginaltabletten sind für 3–7 Tage tief in die Scheide einzuführen

◘ **Tab. 5.11** Lokale und orale Therapeutika bei Kandidose

Darreichungsform	Medikament	Dosierung
Lokal	Imidazol Ciclopiroxolamin (Inimur)	2- bis 3 × tägl.; bis 7 Tage
	Nystatin Amphotericin B	2- bis 3 × tägl.; bis 7 Tage
Oral	Fluconazol (Fungata) Itraconazol (Siros)	1 × tägl. 100 mg; 5–7 Tage 1 × tägl. 200 mg; 5–7 Tage
	Ketoconazol (Nizoral)	1- bis 2 × tägl. 200 mg; bis 7 Tage

5.9   Trichomonaden

5.9.1   Erreger

Trichomonas vaginalis ist ein begeißelter Einzeller, der nur in einem Stadium, dem Trophozoitenstadium, vorkommt.

Der Trophozoit von T. vaginalis ist durchschnittlich 7 μm (5–12 μm) breit und 15 μm (8–25 μm) lang und hat eine tropfenförmige bis ovale Form. T. vaginalis verfügt über 5 Geißeln, von denen sich 4 am Vorderende befinden und als Zuggeißeln fungieren. Die fünfte und längste Geißel ist die Schleppgeißel und bildet den Randfaden der undulierenden Membran, die sich über zwei Drittel der Zelle erstreckt.

Im Zellplasma befinden sich der Zellkern, das Zytoskelett und die Hydrogenosomen. Der Zellkern weist ein homogenes Karyoplasma auf und liegt am vorderen Ende unmittelbar unter den Geißelansätzen. Direkt am Kern setzt eine dünne hyaline, stabförmige und leicht asymmetrische Struktur an, das sog. Axostyl, welches die Zelle vom Kern bis zum Hinterende durchzieht und den Parasiten in zwei Hälften teilt. Das Axostyl beginnt vorn mit einer halbmondförmigen Pelta und durchbricht die Zelle am Hinterende mit einer scharfen Spitze.

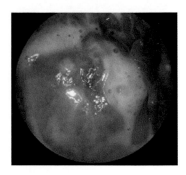

Abb. 5.58 Schaumiger, putrider Fluor von Trichomonas vaginalis

5.9.2   Erreger-Wirt-Beziehung

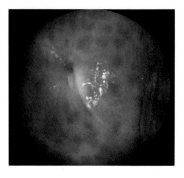

Abb. 5.59 Kolpitis granularis (Erbeerstruktur)

Die Infektion erfolgt beim Geschlechtsverkehr durch direkte Übertragung des Erregers. Theoretisch ist auch eine Übertragung durch kontaminierte Gegenstände wie Wäsche oder Handtücher möglich, wenn diese von 2 Personen unmittelbar nacheinander benutzt werden. Eine Infektion im Schwimmbad oder in anderen Bädern kann vollkommen ausgeschlossen werden, da Trichomonaden im Badewasser nicht überlebensfähig sind.

Bei der Frau sind vor allem die Vagina und Zervix betroffen und in der Folge werden auch Harnröhre und Harnblase befallen. Ungefähr 50 % der Patientinnen zeigen klinische Symptome. Charakteristisch ist ein dünnflüssiger, gelblich-grünlicher, übelriechender Fluor, der meist auch schaumig imponiert (◘ Abb. 5.58). Die ersten Symptome sind häufiger Harndrang, Brennen beim Wasserlassen und ein starker Juckreiz im Vaginalbereich. Einige Patientinnen klagen über Dyspareunie und postkoitale Blutungen.

Das klinische Bild umfasst eine punktförmige und oft stark gerötete Vulva und eine gerötete und ödematöse Vagina. An der Portio können hämorrhagische Läsionen bestehen (Erdbeer-Gebärmutterhals) (◘ Abb. 5.59; ◘ Abb. 5.60). In vielen Fällen sind die Symptomatik und das klinische Bild unspezifisch.

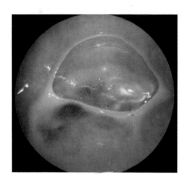

Abb. 5.60 Luftblase auf der Portio bei Trichomonadenkolpitis

Der Erreger Trichomonas vaginalis wird sexuell übertragen.

Die Krankheit tritt vor allem bei Frauen ab der Pubertät bis zur Menopause auf, mit einem Inzidenzmaximum zwischen 20 und 30 Jahren, was im Zusammenhang mit der maximalen sexuellen Aktivität steht. Risikogruppen sind Prostituierte und Menschen mit mehreren Sexualpartnern.

Kriterien der Trichomoniasis
- Übertragung des Protozoons erfolgt durch sexuellen Kontakt
- Keine aszendierende Infektion
- Befall der Vagina, Portio, Zervix, Urethra, parauretrale Drüsen, Harnblase
- Sichtbare Mobilität der Trichomonaden im meist zelldichten Nativpräparat
- Es finden sich massenhaft Leukozyten
- Bei chronischer Infektion können auch avitale, nicht bewegliche Formen auftreten
- Es finden sich häufiger Anzeichen einer bakteriellen Vaginose
- Häufig Kolpitis granularis
- pH-Wert ≥4,5
- Vermehrter gelblicher und teils schaumiger Fluor

5.9.3 Mikroskopisches Abstrichpräparat

Je zügiger die Untersuchung des Abstrichpräparats, desto treffender das Ergebnis

Für den Trichomonadennachweis sollte das Vaginalsekret wegen der Empfindlichkeit dieser Protozoen möglichst sofort nach Entnahme in der Praxis untersucht werden. Die verstrichene Zeit bis zur Untersuchung des Nativpräparats bestimmt die Trefferrate des Trichomonadennachweises.

Die vaginale Fluorprobe wird mittels Watteträger oder direkt vom Spekulum gewonnen, mit 0,9 %iger NaCl-Lösung auf dem Objektträger von einem Deckglas abgedeckt und im warmen Zustand mit der Phasenkontrast- oder Hellfeldmikroskopie bewertet.

▪ **Phasenkontrastmikroskopie**
Im Nativpräparat finden sich reichlich Leukozyten und die in ihrer Morphologie und Eigenbewegung charakteristischen Trichomonaden (◘ Abb. 5.61).

▪ **Hellfeldmikroskopie mit Gram- oder Methylenblaufärbung**
Gefärbte Abstrichpräparate sind für die Trichomonadendiagnostik wenig geeignet, da sich die Erreger meist nicht bzw. schwer anfärben lassen. Im fixierten und nach Papanicolaou gefärbten Präparat sind die Trichomonaden gleichfalls schwer zufinden.

Die Trichomonaden sind häufig degenerativ verändert, unscharf begrenzt, graugrün, bisweilen mit feiner rötlicher Granulierung, die Flagellen sind nicht erhalten. Am sichersten gelingt der Nachweis am Rande von Epithelansammlungen (◘ Abb. 5.65).

Nativpräparat (×400)	
Epithelzellen Reifestörung	**Bakterien** Meist erhöhte Menge an Bakterien Häufig bakterielle Vaginosemit »clue cells«
Eigene Zellen wie Leukozyten Massen an Leukozyten	**Fremdzellenund andere Objekte** Trichomonas vaginalis
Klinik: vermehrter schaumiger Fluor, Brennen und Dyspareunie	

◘ **Abb. 5.61** Merkmale der Trichomoniasis im Nativpräparat

Trichomonas vaginalis kann verwechselt werden mit fehlerhaft gefärbten Erythrozyten, degenerativ veränderten Parabasalzellen, Granulozyten u. a. m.

Die Sensitivität der Mikroskopie beträgt etwa 60 %.

Kulturelle Untersuchungsmethoden der Trichomoniasis sind für die gynäkologische Praxis ineffizient. Sie können durch regelmäßige Nativpräparatuntersuchungen voll ersetzt werden. Eine optimale Trefferquote für den Trichomonadennachweis wird durch die PCR mit ca. 85 % erreicht.

> Die effektivste Methode zum Nachweis von Trichimonaden ist die PCR.

5.9.4 Befunddokumentation

Die Abbildungen dokumentieren den Erreger Trichomonas vaginalis im Phasenkontrastverfahren und unter Färbung.

Mikroskopischer Nachweis von Trichomonas vaginalis

Die direkte mikroskopische Untersuchung von Vaginal- oder Urethralsekret nach Zugabe von NaCl ist der schnellste Parasitennachweis. Die mikroskopische Untersuchung des Nativpräparats erfolgt mittels Hellfeld- oder besser Phasenkontrastmikroskopie. Gram- oder Methylenblaufärbung der Abstrichpräparate ist für die Trichomonadendiagnostik wenig geeignet, da sich die Erreger meist nicht oder schwer anfärben lassen. Das akute Stadium der Trichomonadeninfektion ist im mikroskopischen Bild gut erfassbar. Es finden sich massenhaft bewegliche Trichomonaden, die sich leicht von Leukozyten, Sprosspilzzellen und Epithelzellen abgrenzen.

> Die mikroskopische Untersuchung ist die schnellste Nachweismethode für Trichomonas vaginalis.

- **Phasenkontrasttechnik** (Abb. 5.62, ■ Abb. 5.63, ■ Abb. 5.64, ■ Abb. 5.65)

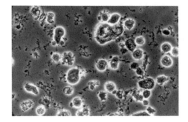

■ **Abb. 5.63** Avitale Formen von Trichomonas vaginalis mit hellen Lichthöfen

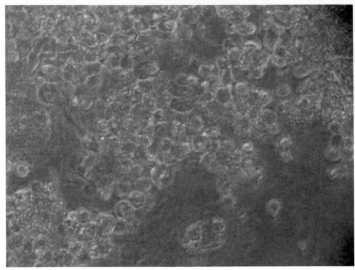

■ **Abb. 5.62** Haufenweise Trichomonas vaginalis im Nativpräparat (×400)

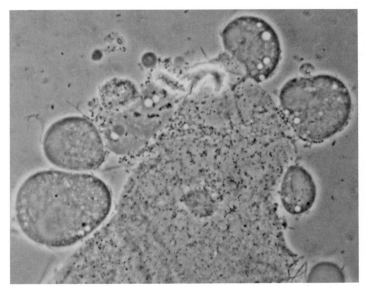

■ **Abb. 5.64** Bakterielle Vaginose mit vakuolig aufgeblasenen Trichomonaden (×1.000)

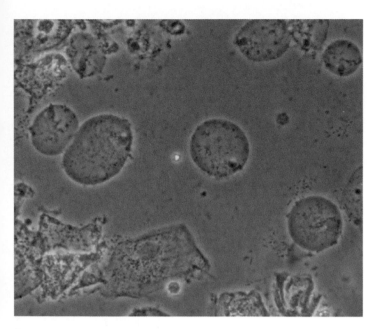

Abb. 5.65 Avitale Trichomonaden im Phasenkontrastmikroskop (×1.000)

- **Färbetechnik (** Abb. 5.66, Abb. 5.67, Abb. 5.68, Abb. 5.69)

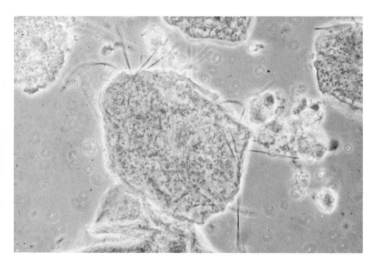

Abb. 5.66 Auf einer Zelle sitzende begeißelte Trichomonas (×400; Zusatz von Lugolscher Lösung)

5

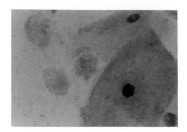

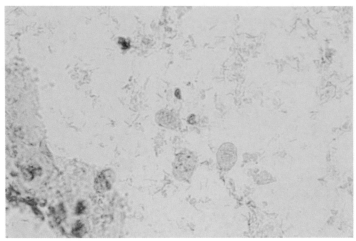

◘ **Abb. 5.69** Trichomonaden im
Umfeld einer eosinophil gefärbten
Superfizialzelle (Papanicolaou-Fär-
bung; ×1.000)

◘ **Abb. 5.67** Schwach angefärbte Trichomonaden in der Methylenblaufärbung
(×400)

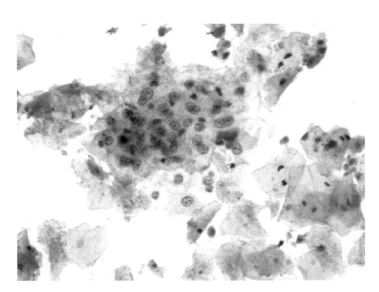

◘ **Abb. 5.68** Massenhaft Trichomonaden im Zellverband von Intermediärzellen
(Methylenblau; ×200)

Tab. 5.12 Therapie von Trichomonas vaginalis

Therapieform	Medikament	Dosierung
Systemisch	Metronidazol (Clont, Arilin)	2 × tägl. 500 mg; 2–7 Tage
Resistenzen	Wiederholung in 4 Wochen mit höherer Dosis Metronidazol	3 g tägl. für >9 Tage
Topisch	Paramonomycin (Humatin)	6,25 %-Creme; 14 Tage

5.9.5 Therapeutische Konsequenz

Die Methode der Wahl bei der Trichomoniasistherapie ist die Applikation von Metronidazol in topischer oder systemischer Anwendung (Tab. 5.12). Ist die Urethra befallen, sollten die Mittel auch oral verabreicht werden. Generell sollte auch eine Partnertherapie durchgeführt werden; sie ist auch bei Symptomlosigkeit unbedingt indiziert.

Für die Therapie des Partners sind geeignet:

- Metronidazol als Singleshot 1 × 2 g,
- Metronidazol 500 mg 2 × 1 Tab. tägl., 7 Tage.

5.10 Neisseria gonorrhoeae

5.10.1 Erreger

Gonokokken sind 1 µm große gramnegative Diplokokken. Auf ihrer Oberfläche befinden sich sog. Haftpili und das Protein der IgA-Protease. Mit diesen Strukturen können sich die Bakterien an die Schleimhautzellen des Urogenitalbereichs anlagern. Dort werden die Erreger von den Zellen der Schleimhaut aufgenommen, wo sie sich vermehren und schließlich die Wirtszellen zerstören. In der Folge dieser Vorgänge kommt es zu einer akuten eitrigen Entzündung.

Genetisch bedingte Variationen der Haftpiliproteine und des Membranproteins Opa erschweren es dem Immunsystem, die Bakterien wiederzuerkennen und zu bekämpfen. Manche Stämme von Neisseria gonorrhoeae bilden das Enzym Penicillinase und sind dadurch gegen das Antibiotikum Penicillin resistent.

5.10.2 Erreger-Wirt-Beziehung

Gonokokken sind typische Schleimhautparasiten, die in das intakte Zylinderepithel eindringen und sich intraepithelial bis in die Tiefen der Drüsenschläuche hinein ausbreiten. Das intakte mehrschichtige

Die gonorrhoische Kolpitis trifft vor allem kleine Mädchen, Schwangere und ältere Frauen.

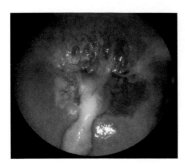

Abb. 5.70 Zervizitis und putrider zervikaler Ausfluss bei Gonorrhö

Plattenepithel der Vagina wird während der Geschlechtsreife nicht befallen, dagegen aber bei Kindern, Schwangeren und Frauen nach der Menopause.

Eine gonorrhoische Kolpitis gibt es daher nur bei kleinen Mädchen, Schwangeren und älteren Frauen, selten auch einmal bei vorgeschädigten Scheidenepithelien. Prädilektionsorte der Infektion sind die Schleimhaut des Urogenitaltrakts sowie extragenitale Lokalisationen. Bei der Frau können vornehmlich Urethra, Cervix uteri, Ausführungsgänge der Bartholin-Drüsen, periurethrale Drüsen und die Schleimhaut im Anorektalbereich befallen sein. Die unkomplizierte Gonorrhö bleibt bei ca. 80–90 % der Patienten auf den Bereich der Eintrittspforte beschränkt und verläuft meist symptomarm. Brennen beim Wasserlassen, eitriger Fluor, manchmal Juckreiz im After sind die einzigen, oft übersehenen, flüchtigen Zeichen einer gonorrhoischen Infektion. Beim komplizierten Verlauf sind aszendierende Infektionen mit den Folgeerkrankungen Adnexitis, Pelveoperitonitis und Sterilität möglich. Systemische extragenitale Gonokokkeninfektionen führen zu den Krankheitsbildern der Arthritis und Endokarditis.

Nach einer Inkubationszeit von 2 bis 7 Tagen entsteht mit der Vermehrung des Erregers eine eitrige Entzündung. Diese kann bei ca. 50 % der Frauen symptomlos verlaufen, kann aber auch als putride und häufig schmerzhafte Urethritis, Zervizitis, Salpingitis oder Bartholinitis auffällig werden. In den meisten Fällen kann ein dicker, rahmiger putrider Ausfluss aus der Zervix beobachtet werden (**Abb. 5.70**)

Neisseria gonorrhoeae wird oft auch als Pflasterer des Aufstiegs bezeichnet, der von anderen Keimen wie Anaerobiern und Chlamydien begleitet wird, sodass Mischinfektionen entstehen.

Bei der Gonorrhö sind ein symptomarmer und ein symptomreicher Verlauf bekannt: untere und obere Gonorrhö.

Erscheinungsformen der Gonorrhö
- **Untere Gonorrhö:** Bei diesem symptomarmen Verlauf sind Urethra, periurethrale Drüsen, Ausführungsgänge der Bartholindrüsen, Cervix uteri und gelegentlich das Rektum betroffen
- **Obere Gonorrhö:** Beim symptomreichen Verlauf der Gonorrhö kann die Infektion vom zervikalen Herd aus über das Endometrium (Endometritis) in die Eileiter aszendieren (Salpingitis, Peritonitis). In ca. 15 % der Fälle löst die Verklebung der Tubenlumina Sterilität aus

---

5.10.3 Mikroskopisches Abstrichpräparat

Als Untersuchungsmaterial für die mikroskopische Untersuchung kommen je nach Infektionslokalisation Urethral-, Zervikal-, Tuben- oder Rektalabstriche in Frage. Vor der Entnahme des Zervikalabstrichs wird vorhandener Mukus mit einem Tupfer entfernt. Anschließend wird ein zweiter Abstrichtupfer in die Cervix uteri eingeführt und um 360 Grad gedreht. Bei der Entnahme des Tupfers muss ein Kontakt zur Vaginalwand vermieden werden. Bei Frauen mit dem Krankheitsbild der Bartholinitis wird eitriges Sekret am Ausführungsgang der Drüse entnommen.

Die beste mikroskopisch verwendbare Färbung zur Diagnostizierung von Gonokokken ist die Gram-Färbung von Ausstrichen. Im typischen Fall sieht man im Mikroskop neben vielen Leukozyten intra- und extrazellulär gelagerte gramnegative Diplokokken. Die Methylenblaufärbung ist sehr einfach, besitzt aber nur orientierenden Wert, da die häufiger vorkommenden, oft saprophytären grampositiven Kokken darin nur sehr schwer von Gonokokken abgegrenzt werden können. Das gilt auch für Farbstoffzusätze im Phasenkontrastmikroskop; bei diesem Verfahren lassen sich die intrazellulären Kokken am besten in der Ölimmersion darstellen.

Der Zervixabstrich muss mit Vorsicht interpretiert werden, da Keime der Standortflora (z. B. Moraxella spp. und Acinetobacter spp.) mikroskopisch mit Gonokokken verwechselt werden können. Darüber hinaus ist es problematisch, dass der mikroskopische Nachweis gerade bei der chronischen Gonokokkeninfektion der Frau in der Hälfte der Fälle versagt.

Die Diagnosesicherung der Gonorrhö erfolgt in erster Linie mittels molekularbiologischer Methoden. Es sollte aber auch ein kultureller Erregernachweis angestrebt werden; eine Empfindlichkeitstestung ist nur auf diesem Weg möglich (Nenoff et al. 2010).

> **Die mikroskopischen Ergebnisse werden molekularbiologisch und durch Kulturuntersuchung gesichert.**

Methoden zum Go-Nachweis
- Mikroskopie: gramnegative, semmelförmige Diplokokken, intra- und extrazellulär
- DNA-Nachweis mit Nukleinsäureamplifikation (PCR)
- Kultur: Anzucht auf Kochblutagar

❯ Bei Abstrichen aus dem weiblichen Genitaltrakt erreicht die Mikroskopie nur eine Sensitivität von 50 bis 70 %, sodass bei Frauen alle mikroskopischen Verdachtsfälle generell durch eine Kultur bestätigt werden müssen.

5.10.4 Befunddokumentation

Die Abbildungen dokumentieren Gonokokkenbefunde anhand von Färbepräparaten (◻ Abb. 5.71; ◻ Abb. 5.72; ◻ Abb. 5.73).

5

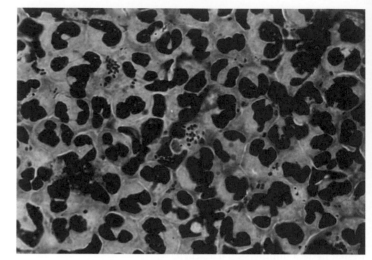

◘ **Abb. 5.71** Intra- und extrazellulär gelagerte Gonokokken, massenhafte Leukozyten in der Methylenblaufärbung (×1.000)

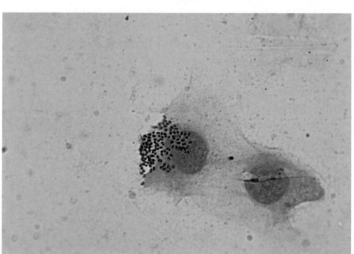

◘ **Abb. 5.72** Gram-Präparat: gramnegative intra- und extrazellulär gelagerte Gonokokken, Leukozytenvermehrung (×400)

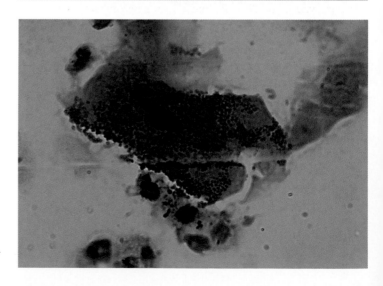

◘ **Abb. 5.73** Intrazellulärer gramnegativer Gonokokkenrasen (×1.000)

◻ Tab. 5.13 Therapie der Gonorrhö

Medikament	Dosierung	Anmerkungen
Benzylpenicillin (Bipensar)	1×2 MEGA i.m.	
Cefuoxim Cefotaxim Ceftriaxon	1×1 g i.m./i.v. 1×1 g i.m./i.v. 1×0,5 g i.m./i.v.	Hohe Penicillinresistenz in Europa und Asien: bis zu 90 %
Cefixim	1×0,4 g	Oral
Spectinomycin	1×2 g i.m.[a]	Resistenzen
Ciprofloxacin Ofloxacin	1×0,5 g 1×0,2 g	Parenteral und oral
In bis zu 35 % bleibt eine Postgonokokkenurethritis (Mycoplasmaceae)		
[a]10 % Versager		

5.10.5 Therapeutische Konsequenz

Die Standarttherapie besteht aus einer Einmalgabe von Benzylpenicillin (1×2 Megaeinheiten i.m.) (◻ Tab. 5.13). Bei Resistenzen können
Ceftriaxon (500 mg i.v. oder i.m.) oder Cefixim (0,4 g oral) eingesetzt
werden. In ca. 10 % ist mit Therapieversagen zu rechnen. Bei einer
komplizierten Gonorrhö wird die Therapie auf 7 Tage verlängert. In
bis zu 35 % kann eine Postgonokokkenurethritis zurückbleiben, die
meist durch Mykoplasmen verursacht wird.

Zur ungezielten Gonorrhötherapie werden Cephalosporine der
Gruppe 3 empfohlen:
- 2×400 mg Cefixim oral für 3 Tage oder
- Ceftriaxon 1×2 g i.m.

**Benzylpenicillin als
Standardtherapie**

Aufgrund von Resistenzbildung sollten Ciprofloxacin, Ofloxacin sowie Tetracycline und Penicillin nicht mehr eingesetzt werden.

Die Credé-Augenprophylaxe (einige Tropfen 1 %ige Silbernitrat-
lösung eingebracht in den Konjunktivalsack des Neugeborenen) ist
immer noch »standard of care«. Es wurden weltweit keine bleibenden
Nebenwirkungen beobachtet.

Nach Abschluss der Behandlung sind 3–6 Abstrichkontrollen
durchzuführen (mind. 1 nach Provokation); ggf. ist eine Partnerbe-
handlung notwendig.

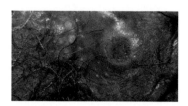

◘ Abb. 5.74 Syphilitischer ulzeröser Primäraffekt an der Vulva

5.11   Treponema pallidum

5.11.1   Erreger

Treponema pallidum ist ein schraubenförmig gewundenes Bakterium aus der Familie der Spirochäten. Diese Spezies wird in mehrere Subspezies (spp.) unterteilt: Bei der Subspezies Treponema pallidum spp. handelt es sich um den Erreger der Syphilis. Das Bakterium ist 5–15 µm lang und 0,2 µm breit, besitzt 10–20 Windungen und kann sich spiralförmig um seine Längsachse vor- und rückwärts bewegen.

5.11.2   Erreger-Wirt-Beziehung

Der syphilitische Primäraffekt tritt 2–10 Wochen nach der Infektion ein.

Nach dem Eindringen durch die intakte Mukosa vermehrt und verbreitet sich der Erreger lokal im Körper des Wirts. Je nach Menge der übertragenen Treponemen kann die Inkubationszeit zwischen 2 und 10 Wochen liegen. An der Eintrittsstelle entwickelt sich eine schmerzlose Papel, die in das typische schmerzlose, nichtexsudative Ulkus mit induriertem Randwall (harter Schanker, Stadium I) übergeht. Dieser luetische Primäraffekt kann an der Vulva, den Labien, aber auch in der Vagina oder an der Portio auftreten (◘ Abb. 5.74). Die Läsion heilt nach 3–6 Wochen spontan ab, wobei die inguinalen Lymphknoten schmerzlos anschwellen können.

Mit der Dissemination von T. pallidum können nach 2–5 Monaten Allgemeinsymptome auftreten, die die sekundäre Syphilis begleiten (Stadium II). Neben Arthralgien, Kopfschmerzen, Fieber und Anorexie treten in 90 % makulöse und später makulopapulöse Exanteme und Enantheme auf. Weitere Symptome sind genitale Condylomata lata, Handroseolen, linguale Plaques muqueuses und Alopezie. Nach dem Abklingen der sekundären Veränderungen verbreitet sich der Erreger weiter im Körper, und eine generalisierte, indurierte Lymphknotenschwellung wird deutlich. Unbehandelt kann in bis zu 40 % das ZNS unter dem Bild einer aseptischen Meningitis befallen werden. Nach einem über 10 Jahre dauerndem Latenzstadium können im tertiären Stadium Erkrankungen der Aorta und des ZNS auftreten.

❯ Eine Syphilisinfektion erhöht das Risiko, sich auch mit HIV zu infizieren. Nicht selten treten beide Infektionen zeitgleich auf.

Die Syphilis wird von der Mutter auf den Fetus übertragen. In der Frühschwangerschaft bildet die Plazenta eine noch relativ zuverlässige Barriere. Erst von der 20. Schwangerschaftswoche an sind die Vorraussetzungen für einen transplazentaren Übertritt der Spirochäten gegeben. Die Infizierten Schwangeren geben die Infektion an ihre ungeborenen Kinder weiter, die dadurch oftmals schwer geschädigt werden.

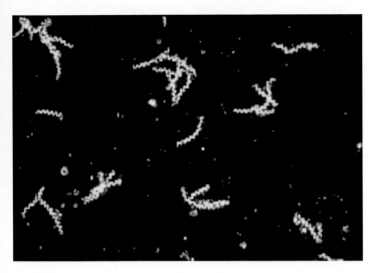

◧ **Abb. 5.75** Treponema pallidum im Dunkelfeld (×400) Man erkennt die zahl-reichen gleichmäßigen Windungen des Erregers

Differenzialdiagnostisch kommen bei der Syphilis auch die mit ähnlichen Läsionen einhergehenden, sexuell übertragbaren Erkrankungen in Frage:
- Ulcus molle,
- Lymphogranuloma inguinale,
- Herpes simplex genitalis,
- Kaposi-Sarkom,
- HIV-Infektion.

5.11.3 Mikroskopisches Abstrichpräparat

Das Abstrichmaterial wird aus dem Reizsekret des Primäraffekts (schmerzlose Ulzerationen) entnommen und mit Hilfe der Dunkelfeldmikroskopie im Nativpräparat untersucht. Die Methode der Dunkelfeldmikroskopie lässt eine Lebendbeobachtung zu. Die Erreger sind durch die typische Morphologie (Spirochäten mit 6–14 gleichförmigen Windungen) und die diagnostisch relevanten rotierenden Vor-, Rückwärts- und abknickenden Bewegungen gut erkennbar (◧ Abb. 5.75).

Die Darstellung der Erreger in der Gram-Färbung ist aufgrund der Feinstruktur nicht möglich, ebenso wenig der kulturelle Nachweis.

> Treponema pallidum lässt sich anhand seiner typischen Morphologie und Bewegung identifizieren.

■ **Weiterführende Diagnostik**
Der Erregernachweis mittels PCR, TPHA-Test (Treponema-pallidum-Hämagglutinations-Test) wird nach 1–2 Wochen positiv; der positive TPHA wird durch den FTA-abs-Test oder den IgM-Nachweis bestätigt.

5.11.4 Therapeutische Konsequenz

Die Syphilis wird in allen Stadien der Krankheit mit Penicillin behandelt. Eine Resistenz des Erregers ist bisher nicht bekannt. Die Medikamentengabe erstreckt sich über mindestens 2 Wochen im ersten Jahr nach der Infektion und in den Folgejahren mindestens über 3 Wochen. Es ist besonders wichtig, darauf zu achten, dass im Behandlungszeitraum ein gleich hoher Konzentrationsspiegel des Antibiotikums im Blutserum vorhanden ist (Rosen et al. 2009; Schöfer 2009).

Die Behandlung wird mit hohen Dosen von Depotpenicillin durchgeführt. Als Alternativantibiotika können auch Erythromyzin und Tetrazykline verwendet werden.

5.12   Humane Papillomaviren (HPV)

5.12.1 Erreger

High- und Low-risk-Typen des humanen Papillomavirus

Die humanen Papillomaviren werden den Parvoviren zugeordnet. Es konnten bisher über 100 verschiedene Typen mit erheblicher Varianz isoliert werden. Die in der Frauenheilkunde relevanten HPV-Typen werden in High- und Low-risk-Typen unterteilt (◘ Tab. 5.14).

5.12.2 Erreger-Wirt-Beziehung

Die Übertragung der HPV-Viren findet durch sexuelle Transmission sowie durch direkten Kontakt von Mensch zu Mensch statt. Eine Übertragung durch kontaminierte Gegenstände ist außerdem möglich. Zur maternofetalen Transmission der genitalen Infektion kommt es in maximal 2 % der Fälle.

Die klinischen Manifestationen der HPV-Infektion sind unterschiedlich, sie lassen sich in 3 Kategorien einteilen:
- latente Infektion,
- aktive Infektion mit subklinischer und klinischer Manifestation,
- epitheliale Neoplasie und Karzinombildung.

Bei den HPV-Infektionen überwiegen die latenten und subklinischen Verläufe. Davon abzugrenzen sind die durch das Papillomavirus induzierten Neoplasien, die sich aus vulvären, vaginalen und zervikalen sowie analen und perianalen Läsionen entwickeln (Küppers 2008).

Das onkogene Potenzial der HPV ist unterschiedlich stark ausgeprägt. Die HPV- Low-risk-Typen (z. B. HPV 6 und 11) verursachen in der Regel gutartige Veränderungen (Condylomata acuminata). Bei Vorliegen eines High-risk-Typs (z. B. HPV 16 oder 18) haben die Patienten ein 100fach höheres Risiko, an einer Dysplasie oder an einem Karzinom zu erkranken.

◨ **Tab. 5.14** High- und Low-risk-Typen der HPV-Infektion	
Humane Papillomaviren	**Varianten**
Hoch-Risiko-HPV (High-risk-Typen)	16, 18, 31, 33, 35, 39, 45, 51, 52, 56, 58, 59, 66
Niedrig-Risiko-HPV (Low-risk-Typen)	6, 11, 40, 42, 43, 44, 54, 57, 61, 72, 81 u. a.

Die Diagnose einer HPV-Infektion wird primär anhand der Klinik gestellt. Vor allem bei den subklinischen Infektionen erfolgt ein DNA-Nachweis der HPV-Typen mit Hybridisierung oder Polymerasekettenreaktion (PCR) (Thieman et al. 2006).

Das gesamte diagnostische Spektrum ist in einer ▶ Übersicht zusammengestellt.

Diagnostisches Schema der HPV-Infektion
- Vulvaskopie
- Kolposkopie
- Essigsäure/Schillersche Jodprobe
- Zytologie/Histologie
- Molekulare Diagnostik (Hybrid Captur II, PCR)
- Ausschluss von sexuell übertragbaren Begleiterkrankungen
- Gegebenenfalls urologische/proktologische Diagnostik und die Partneruntersuchung

---

5.12.3 Mikroskopisches Abstrichpräparat

Ein direkter Erregernachweis der Papillomavirusinfektion ist auch durch eine mikroskopische zytologische Untersuchung des Abstrichmaterials nicht möglich. Die zytomorphologischen Merkmale ergeben lediglich eine Verdachtsdiagnose, die durch Vergleichsuntersuchungen mit molekulargenetischen Verfahren zu bestätigen ist. Beim Vergleich der zytologischen Untersuchungsergebnisse und der HPV-Hybridisierung weist der zytologische Befund nur eine Treffsicherheit von ca. 15 % auf.

> Mikroskopische zytologische Untersuchung reicht nur für eine Verdachtsdiagnose.

Abstrichtechnik bei HPV-Infektion
- Abstrich insbesondere von der Portio und Zervix mittels Watteträger, sofortiger Objektträgerausstrich
- Färbung nach Papanicolaou
- Mikroskopie mit einem Objektivmaßstab von 40

■ **Zytomorphologische Kriterien der HPV-Infektion**

Charakteristisch für die Virusinfektion sind Koilozyten und Dyskeratose mit Veränderungen der Zellkerne und des Zytoplasmas in

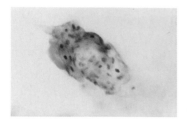

Abb. 5.77 Dyskeratozyt in der Papanicolaou-Färbung (×200)

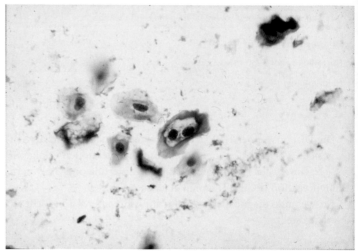

Abb. 5.76 Koilozyt mit Doppelkern (×400)

Superfizialzellen und großen Intermediärzellen (Küppers 2008). In unreifen Epithelien aus tieferen Zellschichten ist das Zytoskelett im Zytoplasma gering ausgebildet, sodass die zytoplasmatischen Zeichen der HPV-Infektion hier nicht in Erscheinung treten.

Koilozyt Bei den Koilozyten handelt es sich um das Auftreten von großen Zellen mit relativ kleinen, aber irregulären und hyperchromatischen Zellkernen, die häufig doppel- bzw. mehrkernig sind (◘ Abb. 5.76). Das Zytoplasma zeigt einen perinukleären hellen Hof und einen verdichteten Randwall.

Koilozyten und Dyskeratozyten sind nur Anzeichen für eine floride HPV-Infektion.

Dyskeratozyten Dyskeratozyten sind relativ kleine Plattenepithelzellen, die sich oft in kompakten dreidimensonalen Gruppen zusammenlagern. Das Zytoplasma ist dicht orange-eosinophil angefärbt, die chromatindichten Zellkerne sind diskret vergrößert (◘ Abb. 5.77). Der nach Papanicolaou gefärbte Ausstrich zeigt nur in 60–80 % die klassischen zytologischen Kriterien der HPV-Infektion.

> **❯** Die Zytologie ist keine geeignete Methode zum Nachweis von HPV. Koilozyten und Dyskeratozyten sind nur spezifische Marker für eine floride HPV-Infektion, während die Mehrzahl der HPV-Infektionen damit nicht nachweisbar ist. Die Treffsicherheit der Zytologie bezüglich HPV-Infektionen wird heute mit nur 15 % angegeben.

☐ Tab. 5.15 Therapie der HPV-Infektion	
Ärztlich verordnete Selbsttherapie	**Ärztlich durchgeführte Therapie**
Podophyllotoxin (0,15 %-Creme)	Trichloressigsäure
Imiquimod-Creme (5 %-Creme)	Kryotherapie
Interferon beta Gel (0,1 Mio. IE./g) adjuvant	Elektrochirurgie/Laser Scherenschlag/Kürettage

5.12.4 Therapeutische Konsequenz

Eine spezifische Therapie von HPV steht nicht zur Verfügung. Die gegenwärtigen Therapieoptionen lassen sich unterteilen in eine ärztlich verordnete Selbsttherapie durch die Patientin sowie in eine ärztlich durchgeführte Therapie, die insbesondere bei Vorliegen von Läsionen erfolgt (AWMF 2008) (☐ Tab. 5.15).

5.13 Herpes genitalis

5.13.1 Erreger

Als Erreger des genitalen Herpes gelten die Herpes-simplex-Viren (HSV) 1 und 2. Etwa 90 % aller Erwachsenen haben eine Serokonversion vom HSV-Typ 1, während etwa 15 % der Erwachsenen in Europa mit HSV-2 infiziert sein sollen. Partnerinfektionen durch asymptomatische Virusausscheider ereignen sich meist beim HSV-2-Typ, im 1. Jahr nach der Infektion und durch Personen mit häufigen Rezidiven.

5.13.2 Erreger-Wirt-Beziehung

Bei der Primärinfektion des Herpes genitalis treten nach einer 4- bis 5-tägigen Inkubationszeit erythromatöse Papeln auf. Sie entwickeln sich zu Vesikeln und Pusteln, die sich über die Vulva, Vagina und Zervix verteilen (☐ Abb. 5.78). Nach weiteren 4–5 Tagen entleeren sich diese Läsionen und bilden schmerzhafte Ulzera, die nach weiteren 6 Tagen eintrocknen und im Verlauf von 1 Woche wieder abheilen.

Es bestehen außerdem zum Teil starke Schmerzen, Brennen, Pruritus und Fluor vaginalis. Auch eine Dysurie und inguinale Lymphknotenschwellung sind häufig zu beobachten. Bei 75 % der Primärinfektionen kommt es zu Fieber, allgemeinem Unwohlsein und Myalgien.

Die Primärinfektion ist häufig von Fieber, allgemeinem Unwohlsein und Myalgien begleitet.

5

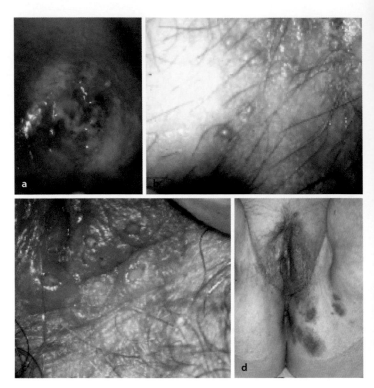

◘ **Abb. 5.78a–d a** Zervizitis bei primärem Herpes. **b** Herpesbläschen auf der Vulva. **c** Verkrustete Läsionen nach platzen der Bläschen. **d** Einseitige abheilende Herpesläsionen bei Rezidiv

---

Herpes-simplex-Virus Typ 1 und 2: Primärinfektion
- Effloreszenzen:
  - Herpetiforme Bläschen, Erosionen, Ulcera
- Symptome:
  - Fieber, Kopfschmerzen, Übelkeit
  - Muskelschmerzen, Lymphknotenschwellungen

Die rezidivierende Herpes-simplex-Infektion verläuft milder und ist von geringer Zeitdauer. Charakteristische Prodromalsymptome sind Parästhesien im Genitalbereich. Die Effloreszenzen beschränken sich meist auf nur eine Seite des externen Genitale. Das Rezidiv im Vulvabereich führt meist zu schmerzhaftem Brennen. Das vaginale Rezidiv ist in der Regel schmerzlos. Eitriger Fluor ist oft das einzige Symptom.

Herpes-genitalis-Rezidiv: Symptome
- Schmerzen, Brennen, Juckreiz
- Dysurie
- Vaginaler oder urethraler Fluor

5.13.3 Mikroskopisches Abstrichpräparat

Das Abstrichmaterial wird vom Bläschengrund, aus Erosionen bzw. Ulzerationen des Genitalbereichs entnommen und auf einem Objektträger aufgetragen, nach Papanicolaou gefärbt und bei 400facher Vergrößerung mikroskopiert.

Die HSV-2-Viren selbst sind im Abstrich nicht zu erkennen, führen aber zu charakteristischen Zellveränderungen. Die Zellen sind vergrößert, oft mehrkernig, das Chromatin des Kerns ist verklumpt und grob granuliert, später an den Rand verlagert (Kernwandhyperchromasie). Dadurch erhalten die oft eingedellten Kerne eine milchglasartige, strukturlose Aufhellung. Es besteht außerdem eine Entzündungsreaktion im Gesamtzellbild mit einer schwer gestörten Vaginalflora.

Charakteristische Zellveränderungen im Abstrichpräparat

❯ **Die zytologischen Kriterien ergeben lediglich einen Hinweis, aber keinen Beweis für eine HSV-Infektion.**

▪ **Weiterführende Diagnostik**
Das klinische Bild der Herpes-simplex-Infektion ist oft typisch, sodass eine Labordiagnostik nicht zwingend notwendig ist. Die Sicherung der Diagnose kann durch den direkten Erregernachweis aus dem Bläscheninhalt mittels PCR, elektronenmikroskopisch oder durch die kulturelle Virusanzucht erfolgen. Serologische Antikörperbestimmungen zeigen an, dass eine Infektion bereits durchgemacht wurde. Bei den anogenitalen Effloreszenzen muss differenzialdiagnostisch auch an andere venerische Infektionen gedacht werden.

5.13.4 Befunddokumentation

Die Abbildungen dokumentieren die charakteristischen Zellveränderungen unter Einwirkung des Herpes-simplex-Virus in der Färbetechnik (◪ Abb. 5.79; ◪ Abb. 5.80).

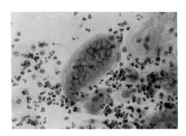

Abb. 5.79 Mehrkernige Riesenzelle mit strukturlosen Kernaufhellungen, Begleitleukozytose (×1.000)

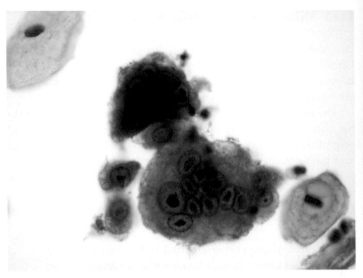

Abb. 5.80 Mehrkernige vergrößerte Zelle mit Chromatinverklumpung und milchglasartiger Aufhellung (×400)

5.13.5 Therapeutische Konsequenz

Zur Behandlung des genitalen Herpes simplex gilt Aciclovir als das Mittel der Wahl. Das Medikament sollte systemisch und nicht topisch appliziert werden. Die Kombination von oraler und lokaler Aciclovirapplikation bringt keine therapeutischen Vorteile. Nachfolgepräparate von Aciclovir sind Valaciclovir und Famciclovir, die teilweise eine bessere Bioverfügbarkeit aufweisen (**Tab. 5.16**).

Tab. 5.16 Herpes-simplex-Virus: Therapie

Therapieform	Medikament	Dosierung
Akute Therapie (Resistenzen)	Aciclovir (Aciclovir) (Foscarnet)	3 × tägl. i.v. 500 mg; 5–10 Tage 3 × tägl. i.v. 350 mg; 10–20 Tage
Leichte Fälle	Aciclovir	5 × tägl. Tbl. 200 mg; 5 Tage
Prodromalsymptome bis 24 h und Rezidivprophylaxe[a]	Aciclovir	2 × tägl. Tbl. 400 mg; 5 Tage
	Valaciclovir (Valtrex)	2 × tägl. Tbl. 500 mg; 5–10 Tage
	Famciclovir (Famvir)	2 × tägl. Tbl. 125 mg; 5–10 Tage
Lokaltherapie	Aciclovir	5 × tägl. 5 %-Creme; 5–10 Tage
	Penciclovir	10 × tägl. 1 %-Creme; 5–10 Tage

[a]Dauertherapie 6–8 Monate

5.14 Chlamydien

5.14.1 Erreger

Der Erreger Chlamydia trachomatis (Serotypen D–K) aus der Familie der Chlamydiaceae ist ein kleines, unbewegliches, gramnegatives kokkoides Bakterium mit der Unfähigkeit, selbst Adenosintriphosphat (ATP) zu bilden. Es lebt obligat intrazellulär. In der Zelle liegen Chlamydien in 2 verschiedenen Formen vor, den Elementarkörperchen und den Retikularkörperchen.

5.14.2 Erreger-Wirt-Beziehung

Chlamydia-trachomatis-Infektionen zählen mit einer Inzidenz von ca. 90 Mio. zu den am häufigsten auftretenden sexuell übertragbaren Krankheiten weltweit. In Deutschland wird von jährlich ca. 300.000 Neuinfektionen ausgegangen.

Die Chlamydieninfektion ist eine der häufigsten sexuell übertragbaren Krankheiten.

In der Wirtszelle durchlaufen die extrazellulären und infektiösen Elementarkörperchen sowie die intrazellulären nichtinfektiösen Retikularkörperchen einen komplexen Reproduktionszyklus. Die Elementarkörperchen kontaktieren zunächst die Wirtszelle und treten in einem Phagosom in die Zelle ein. Indem es die zelluläre Energiegewinnung und die Bausteinen der Wirtszelle nutzt, ändert das Elementarkörperchen seine Konfirmation und beginnt mit der Transkription seines Genoms. Daraus entwickelt sich das Retikularkörperchen, das im weiteren Verlauf wiederum Elementarkörperchen in dem Zelleinschluss bildet. Diese Einschlusskörperchen rupturieren und setzen die extrazellulären infektiösen Elementarkörperchen frei.

> ❯ Chlamydien haben keine Bedeutung für die Entstehung einer Vaginitis oder Vaginose. Sie sind bei der Frau hauptsächlich mit einer Urethritis, Zervizitis und der aszendierenden Infektion assoziiert.

Die Chlamydieninfektion verläuft überwiegend asymptomatisch. Hinweise sind Dysurie, Kontakt- und Zwischenblutungen oder unklare Unterbauchschmerzen sowie mukopurulente Zervizitis. Die aszendierende Infektion führt zu Endometritis, Salpingitis, Pelveoperitonitis (PID) und zur Entstehung einer Perihepatitis. Folgeerkrankungen sind tubare Sterilität und ektopische Gravidität. Aber auch Komplikationen im Bereich anderer Organsysteme werden beobachtet (Periappendizitis, Proktitis, Konjunktivitis, reaktive Arthritis).

Eine Chlamydieninfektion in der Schwangerschaft ist besonders riskant.

Die Chlamydieninfektion in der Schwangerschaft erhöht das Risiko für die Entstehung folgender Krankheitsbilder:
- vorzeitiger Blasensprung,
- vorzeitige Wehentätigkeit,
- Frühgeburt,
- Chorioamnionitis
- Endometritis post partum.

Aufgrund des perinatalen Risikos für Mutter und Kind ist das Screening auf Chlamydien in der Schwangerschaft ein fester Bestandteil der Mutterschaftsrichtlinien.

Chlamydia trachomatis: Epidemiologie
- Die Inzidenz dieser Infektion ist in hohem Maße vom Alter abhängig
  - Höchste Prävalenz in den Altersgruppen 15–20 Jahre (ca. 7 %)
  - In der Schwangerschaft ca. 2 %
  - Sterilitätsrisiko 20 %
- Übertragung
  - Sexuelle Kontakte
  - Geburtsweg

5.14.3 Mikroskopisches Abstrichpräparat

Diagnostisch wichtiger Nachweis der Einschlusskörperchen

Für die mikroskopische Untersuchung sind Vaginalabstriche mit Plattenepithelzellen unergiebig. Es müssen in jedem Fall die hochzylindrischen Zellen des Zervixepithels vorhanden sein. Um zellhaltiges Material aus der Zervix zu gewinnen, werden Abstriche unter leichtem Druck des Watteträgers oder besser mittels Zytobrush entnommen.

Die Gram-Färbung lässt keine Chlamydien erkennen. In der Papanicolaou-Färbung werden die Elementarkörperchen als feine intrazelluläre Einschlüsse mit einem basophilen, kokkenartigen Mittelpunkt sichtbar. Sie liegen meist einzeln an den Rändern oder in kleinen Haufen. Auffallend sind vor allem die unterschiedlich großen, meist perinukleär gelagerten Vakuolen (◪ Abb. 5.81). Sie enthalten die oft zahlreichen Einschlusskörperchen, deren Nachweis für die Diagnose einer Chlamydieninfektion wichtig ist. Die Umrandung der Vakuolen ist oft sehr dünn oder nicht sichtbar und häufig von anderen unspezifischen Zellerscheinungen schwer zu unterscheiden.

Mit ca. 30 % und mehr falsch-positiven und falsch-negativen Befunden sind die zytomorphologischen Merkmale der Chlamydieninfektion in der Papanicolaou-Färbung zu uncharakteristisch, um eine sichere Chlamydiendiagnostik stellen zu können. Sie können aber bei

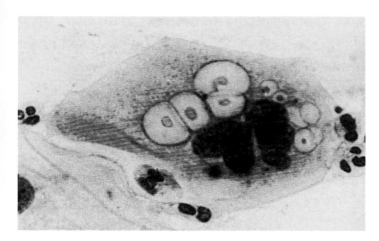

Abb. 5.81 Chlamydieninfektion: Verschieden große unscharf begrenzte Vakuolen mit Einschlußkörperchen

einer Verdachtsdiagnose Anlass zur Durchführung spezieller Nachweismethoden sein (⬚ Tab. 5.17).

Zur Reduktion chlamydienassoziierter Erkrankungen wird in Deutschland seit 2008 ein Chlamydienscreening der weiblichen Bevölkerung unter 25 Jahren durchgeführt. Einmal jährlich ist ein Nukleinsäure-Amplifikationstest in Urinproben (Erststrahlurin) vorgesehen.

⬚ Tab. 5.17 Diagnostikschema der Chlamydieninfektion

Untersuchungsparameter	Methode	Material/Menge	Hinweis	Bewertung
Nukleinsäurenachweis mit Amplifikation	PCR, LCR	Abstrich Urin	Screening: Erststrahlurin Kurativ: Zervixabstrich	Hohe Spezifität und Sensitivität
IgG-Antikörper IgA-Antikörper	EIA	Serum (1,0 ml)		Frische Infektionen werden meist nicht erkannt

5.14.4 Therapeutische Konsequenz (◘ Tab. 5.18)

◘ **Tab. 5.18** Therapieschema der unkomplizierten akuten Chlamydieninfektion

Medikation per os	Dosis/Tag	Therapiedauer
Doxycyclin	2×100 mg	7 Tage
Azithromycin	1×1.000 mg	Einmalgabe
Alternativen		
Erythromycin	4×500 mg	7 Tage
Schwangere		
Erythromycinethylsuccinat	4×500 mg tägl.	7 Tag
Alternative		
Amoxicillin	3×500 mg tägl.	7 Tage
Die Partnertherapie ist obligat, eine Therapiekontrolle muss etwa 3 Wochen nach Therapieende erfolgen		

5.15   Leptothrix

5.15.1 Erreger

- **Leptothrix vaginalis**

Leptothrix vaginalis ist ein apathogenes Stäbchenbakterium mit einer Länge bis zu 100 μm, das sich als dünner, haarförmiger Mikroorganismus präsentiert und meist eine Bogen- oder Schleifenform aufweist. Man nimmt an, dass es sich bei Leptothrix vaginalis um eine anaerobe Laktobazillusart handelt.

5.15.2 Erreger-Wirt-Beziehung

Im Verhältnis zu anderen Bakterien tritt Leptothrix vaginalis eher selten auf, wird jedoch oft im Zusammenhang mit Trichomonaden- und Kokkeninfektionen beobachtet. Leptothrix kommt sowohl im geschlechtsreifen Alter als auch in der Menopause vor und zeigt keine pathogenen Reaktionen.

Leptothrix hat meistens keine pathogene Wirkung.

5.15.3 Mikroskopisches Abstrichpräparat

Die Leptothrixfäden sind im allgemeinen unverzweigt, liegen einzeln, können aber gelegentlich auch myzelartig in dichten Haufen vorkommen; sie bilden keine Sporen. Bestimmte Formen von Leptothrix mit feineren und kürzeren Fäden sind morphologisch nicht von Laktobazillen zu unterscheiden.

Beeinträchtigungen des vaginalen Zellbildes durch diese Bakterien sind nicht bekannt, es zeigt sich auch keine bakterielle Zytolyse, wie sie von Laktobazillen ausgelöst wird. Die Erreger sind oft mit Trichomonaden und Kokkeninfektionen vergesellschaftet. Unter diesen Umständen findet man auch Zellveränderungen und entzündliche Exsudate im Abstrich.

5.15.4 Befunddokumentation

Die Abbildungen dokumentieren das Bakterium Leptothrix vaginalis im Phasenkontrastverfahren und unter Färbung (◘ Abb. 5.82, 5.83).

5.15.5 Therapeutische Konsequenz

Als Krankheitserreger hat Leptothrix keine Bedeutung, sodass sich aus dem Erregernachweis im Vaginalabstrich keine therapeutische Konsequenz ergibt.

- **Phasenkontrasttechnik** (◨ Abb. 5.82)

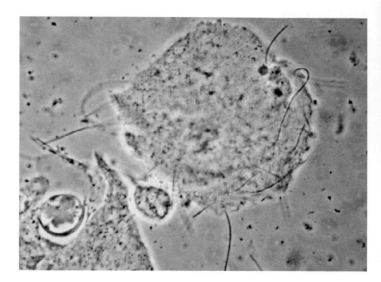

◨ **Abb. 5.82** Anaerobe Flora mit Leptothrix bei insgesamt geringer Keimdichte

- **Färbetechnik** (◨ Abb. 5.83)

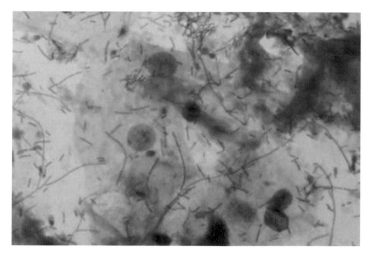

◨ **Abb. 5.83** Laktobazillen und Leptothrixfäden (Methylenblaufärbung; ×400)

5.16 Aktinomyzeten

5.16.1 Erreger

Actinomyces israelii gehört zur normalen Flora der Mundhöhle und des Intestinaltrakts und kann auch die Genitalregion besiedeln. Aktinomyzeten sind grampositive, nicht säurefeste, filamentöse und verzweigt wachsende Bakterien. Sie bilden 2 artenreiche Gattungen innerhalb der Klasse der Actinobacteria. Das myzelartige Wachstum dieser Bakterien lässt sie wie eine Pilzkolonie erscheinen. Aktinomyzeten sind in der Lage, Sporen zu bilden; im Gewebe bilden sie sog. Drusen. Aktinomyzeten haben sehr große Genome, deren DNA im Gegensatz zu den meisten anderen Bakterien nicht in einem zirkulären, sondern in mehreren linearen Chromosomen angeordnet ist.

5.16.2 Erreger-Wirt-Beziehung

Die sporadisch auftretenden Aktinomykosen sind fast immer aerob-anaerobe Mischinfektionen durch Actinomyces sp. und äußern sich als Fisteln, Abszesse, Kanalikulitis (lacrimalis) oder intrauterine Infektionen. Je nach Lokalisation spricht man von orofazialer, thorakaler oder abdominaler Aktinomykose.

> Orofaziale, thorakale oder abdominale Aktinomykose

Die intrauterine Infektion manifestiert sich meist als wenig auffällige Entzündung des Cavum uteri und des Zervikalkanals im Zusammenhang mit der Anwendung von Intrauterinpessaren. Eine Aktinomyzentenbesiedlung findet sich bei etwa 10–20 % aller Spiralträgerinnen.

Bei einer Pathogenitätssteigerung des Erregers aber kann eine unauffällige Aktinomykose in eine invasive oder metastasierende Aktinomykose der Zervix, des Uterus, der Tuben und Ovarien sowie des parametranen Bindegewebes übergehen.

5.16.3 Mikroskopisches Abstrichpräparat

Die Aktinomyzeten werden meistens bei zytologischen Vorsorgeuntersuchungen oder bei der mikrobiologischen Untersuchung eines entfernten Intrauterinpessars identifiziert.

> Charakteristisch für Aktinomyzeten ist ein dunkles, myzelartig aufgebautes Strahlenknäuel.

Der mikroskopische Abstrich zeigt bei der Aktinomykose stark entzündliche Reaktionen des Begleitzellbildes. Die Aktinomykose wird an dem schmutzig wirkenden, dunklen und myzelartig aufgebauten Strahlenknäuel erkannt. Es besteht meistens eine zentrale Verdichtung, von der aus feine strahlenförmige Filamente zur Peripherie gehen. Diese Konfiguration wird auch als Druse bezeichnet, die aus Bakterien, Proteinen und Polysacchariden besteht.

5.16.4 Befunddokumentation

Die Abbildungen dokumentieren Aktinomyzeten in der Färbetechnik
(◘ Abb. 5.84; ◘ Abb. 5.85; ◘ Abb. 5.86).

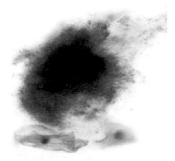

◘ **Abb. 5.84** Bakterienrasen mit
dunkler zentraler Verdichtung und peripheren strahlenförmigen Filamenten
(Methylenblau; ×400)

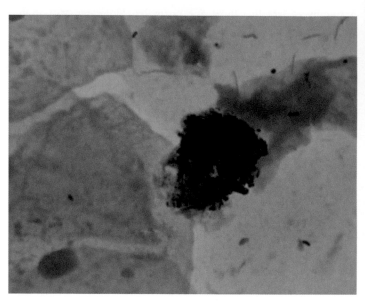

◘ **Abb. 5.85** Intensiv blau gefärbte Aktinomyzeten; Bakterienverbund mit radiärer Ausstrahlung (Gram-Färbung; ×1.000)

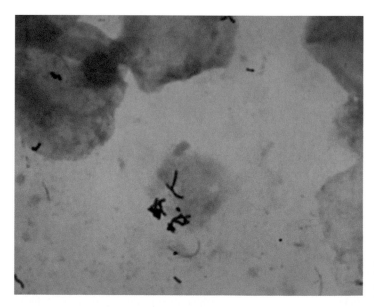

◘ **Abb. 5.86** Grampositive verzweigte Aktinomyzetenstäbchen mit Neigung zu myzelialer Verdichtung (Gram-Färbung; ×1.000)

5.16.5 Therapeutische Konsequenz

Werden bei Frauen mit einem liegenden IUP Aktinomyzeten nachgewiesen, empfiehlt sich die Entfernung der Spirale. Danach sind in den meisten Fällen keine Keime mehr nachweisbar.

Besteht die Frau aber auf eine weitere Kontrazeption mit dem in situ vorhandenem IUP, sollte sicherheitshalber eine antibiotische Therapie erfolgen. Bei zervikofazialer Aktinomykose ist Amoxillinin/Clavulansäure das Mittel der Wahl. Alternativen sind Makrolide, Doxycycline, evtl. auch Cephalosporine der 1. und 2. Generation.

5.17 Oxyuren

5.17.1 Erreger

Der Madenwurm Enterobius vermicularis (Oxyur) ist einer der häufigsten Parasiten der Menschen. Der Erreger entwickelt sich ausschließlich im menschlichen Darm, von wo aus die reifen weiblichen Erreger zum After wandern und an der Perianalhaut mehr als 10.000 Eier ablegen. Die Eier haben eine ovale Form und sind einseitig abgeflacht, typisch ist die Doppelkontur der Eier (◘ Abb. 5.87). Ihre Größe beträgt 25 × 55 µm. Die feinen weißen, fadenförmigen Würmchen haben eine Länge von 1 bis 2 cm.

Die Eier werden mittels einer stark haftenden Eiweißhülle »befestigt«, bei Hauttemperatur schlüpfen die Larven nach 4–6 Stunden. Die Eier bleiben in feuchter Umgebung 2–3 Wochen infektionsfähig.

Von der Perianalregion aus erfolgt die Infektion durch Verteilung der Würmer und der Eier mit den Händen (akzidentielle Aufnahme). Durch Kratzen gelangen die Wurmeier unter die Fingernägel und führen dann auf oralem Weg wieder zur Selbstinfektion. Die Geschlechtsreife der Würmer erfolgt nach 5–6 Wochen.

Beim Entwicklungszyklus der Oxyuren handelt es sich um eine direkte Entwicklung ohne Zwischenwirte: Die Eier werden ausgeschieden und oral wieder aufgenommen. Aus ihnen entwickeln sich erneut Fadenwürmer, die dann wiederum Eier ablegen.

5.17.2 Erreger-Wirt-Beziehung

Oxyuren können sowohl durch Selbstinfektion als auch durch den Kontakt von Mensch zu Mensch und durch aerogene Aufnahme der Wurmeier übertragen werden. Bei Kindern zwischen 3 und 10 Jahren werden Oxyuren sehr häufig gefunden. Außer im Perianalbereich findet man in seltenen Fällen verirrte Oxyuren auch in der Vagina und im Uterus.

Die typische Symptomatik besteht in heftigem Pruritus und in nächtlichem unbewussten Kratzen vor allem in der perianalen Region.

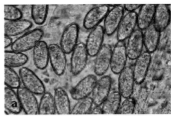
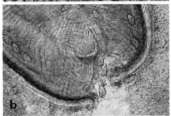

◘ **Abb. 5.87** Oxyur im Nativpräparat (×100): **a** Eier, **b** Wurm Enterobius vermicularis

Nur selten werden Vagina und Uterus von Oxyuren befallen.

Das Vaginalepithel besteht aus Basal-, Parabasal-, Intermediär- und Superfizialzellen.

Das Vaginalepithel besteht aus einem mehrschichtigen Plattenepithel, das unter dem Einfluss von Sexualsteroiden zyklischen Veränderungen unterliegt und in den einzelnen Lebensabschnitten unterschiedlich strukturiert ist. Insbesondere unter dem Einfluss von Östrogen entstehen aus der Basalzellschicht Proliferationen, deren Zellen sich differenzieren und in zunehmenden Reifegraden die Parabasalschicht, die Intermediär- und die Superfizialzellschicht bilden (◘ Abb. 6.1).

Vaginalepithel: 4-schichtiges, unverhorntes Plattenepithel
- Basalschicht (Stratum basale)
- Parabasalschicht (Stratum spinosum)
- Intermediärschicht (Stratum spinosum superficiale)
- Superfizialschicht (Stratum superficiale)

6.1 Morphologie des vaginalen Plattenepithels

6.1.1 Basalzellen

Die Basalzellen sind mit 12–20 μm die kleinsten Zellen des Vaginalepithels. Sie haben einen runden bis ovalen Zellleib. Das Zytoplasma weist in der Papanicolaou-Färbung die kräftigste basophile Färbung von allen Zellen auf. Der 8–10 μm große, bläschenförmige Kern der Basalzelle liegt zentral und nimmt über 1/3 der Zellfläche ein. Die Chromatinstruktur ist fein granuliert, aber kräftig angefärbt. Die Basalzelle ist im Vergleich zu den übrigen Ausreifungsstufen noch teilungsfähig. Basalzellen sind Stammzellen für die Regeneration des Plattenepithels; sie gleichen die Zellverluste an der Oberfläche aus, die durch eine physiologische Desquamation entstehen.

Da das Plattenepithel auch bei einer sehr stark ausgeprägten Atrophie meist nicht bis zur letzten Epithelreihe abgebaut wird, kommen die Basalzellen normalerweise im zytologischen Abstrich selten vor und sind schwer von Parabasalzellen zu unterscheiden. Ihr Erscheinen ist ein Hinweis auf die reparative Phase eines entzündlichen Prozesses oder einer Epithelverletzung (◘ Abb. 6.12).

6.1.2 Parabasalzellen

Parabasalzellen sind runde bis leicht ovale Zellen mit einem Durchmesser von etwa 15–30 μm. Das dichte Zytoplasma färbt sich basophil, es ist etwas heller als das der Basalzellen. Eine eosinophile Anfärbung ist stets ein Hinweis auf eine Entzündung, Degeneration oder Austrocknung.

Gelegentlich ist eine feine, mitunter auch gröbere Vakuolisierung des Plasmas zu beobachten. Die Zellgrenzen sind bei den gut erhaltenen Zellen meist scharf und deutlich. Der 9–10 μm große, rundliche

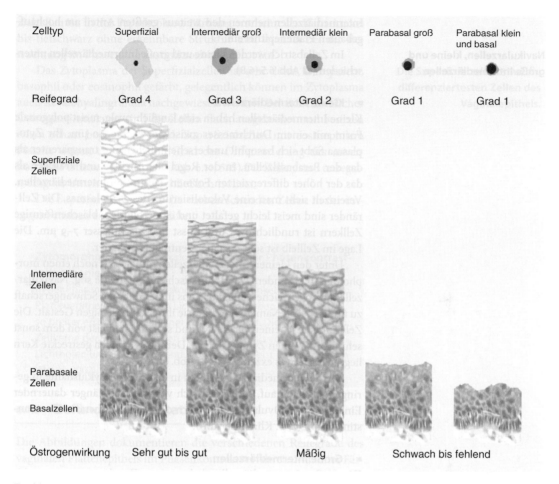

Zelltyp	Superfizial	Intermediär groß	Intermediär klein	Parabasal groß	Parabasal klein und basal

Reifegrad	Grad 4	Grad 3	Grad 2	Grad 1	Grad 1

Superfiziale
Zellen

Intermediäre
Zellen

Parabasale
Zellen

Basalzellen

Östrogenwirkung	Sehr gut bis gut	Mäßig	Schwach bis fehlend

Abb. 6.1 Grade der östrogenbedingten Zellreifung

ovale Kern liegt zentral und besitzt eine feine netzartige Struktur mit gelegentlich erkennbarem Nukleus (■ Abb. 6.10, 6.11).

Da Parabasalzellen kein Glykogen enthalten, werden sie nicht von den Laktobazillen der Scheidenflora zytolysiert. Sie kommen im Abstrich häufig in kohärenter Form vor.

Parabasalzellen beherrschen in atrophischen Ausstrichen der Kindheit und nach der Menopause sowie im Wochenbett das mikroskopische Bild, werden aber auch bei ausgeprägter Ovarialinsuffizienz in wechselnder Zahl vorgefunden.

6.1.3 Intermediärzellen

Als Intermediärzellen werden alle Plattenepithelzellen mit einem bläschenförmigen Kern bezeichnet, die einerseits einen höheren Differenzierungsgrad als die Parabasalzellen aufzeigen, andererseits noch nicht den Superfizialzellen zugeordnet werden können. Die

■   **Phasenkontrasttechnik (◘** Abb. 6.2–6.12)

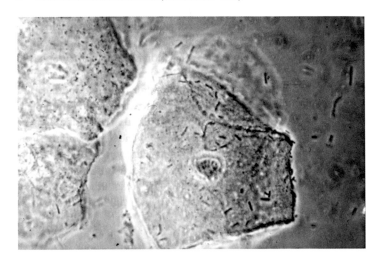

◘ **Abb. 6.2** Normale ausgereifte Superfizialzelle (×400)

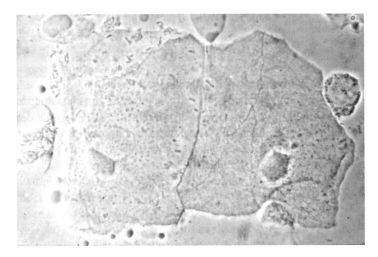

◘ **Abb. 6.3** Zwei noch aneinanderhaftende Superfizialzellen (×400)

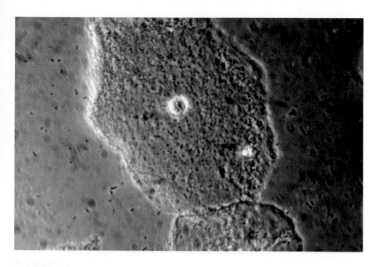

Abb. 6.4 Superfizialzellen mit rauer Oberfläche, ausgelöst durch beginnende bakterielle Anhaftung (×400)

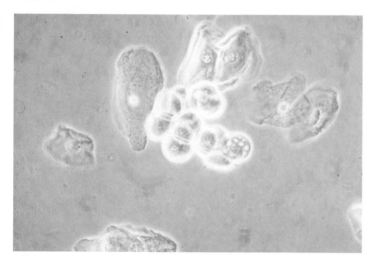

Abb. 6.5 Intermediärzellen mit einer Gruppe von Trichomonaden (×400)

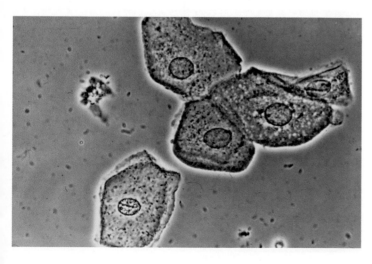

Abb. 6.6 Intermediärzellen (×400)

6

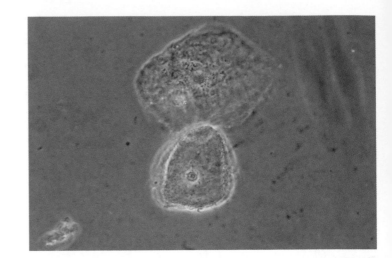

◘ **Abb. 6.7** Intermediärzellen verschiedener Größe (×400)

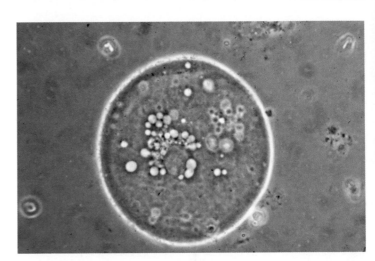

◘ **Abb. 6.8** Vakuolige Intermediärzelle (×400)

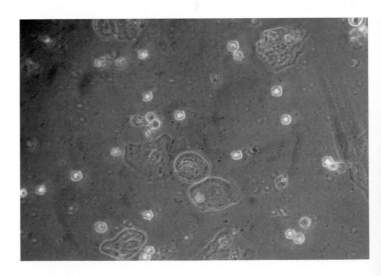

◘ **Abb. 6.9** Superfizialzellen und Intermediärzellen mit Leukos (×400)

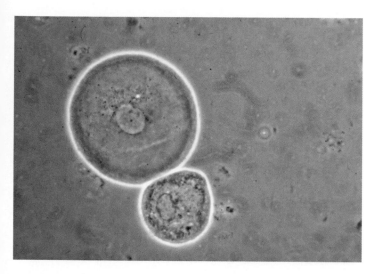

◘ **Abb. 6.10** Parabasalzelle, ödematös abgerundet (×400)

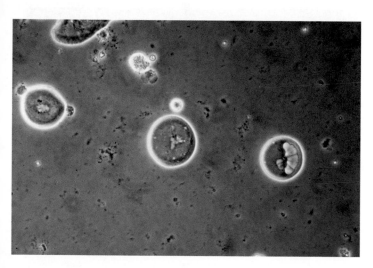

◘ **Abb. 6.11** Vakuolige Parabasalzellen (×400)

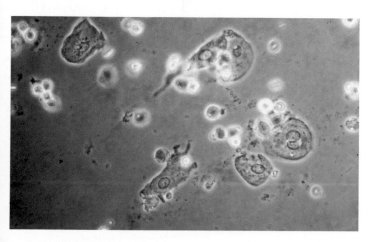

◘ **Abb. 6.12** Basalzellen mit Leukozyten (×400)

■ **Färbetechnik** (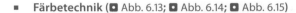 Abb. 6.13; ◘ Abb. 6.14; ◘ Abb. 6.15)

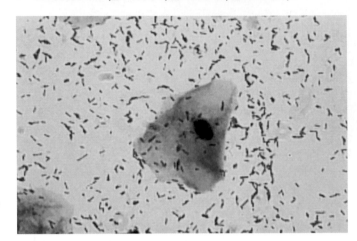

◘ **Abb. 6.13** Gefaltete Intermediärzelle im Umfeld einer Laktobazillenflora (Methylenblau; ×400)

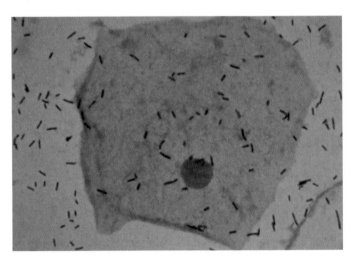

◘ **Abb. 6.14** Eosinophil gefärbte Superfizialzelle, Laktobazillen (×1.000)

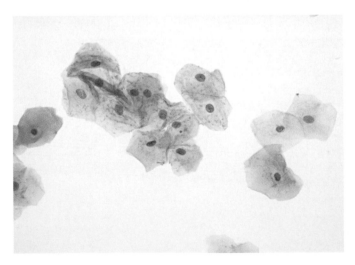

◘ **Abb. 6.15** Intermediärzellen mit Clusterbildung, einzelne eosinophil gefärbte Superfizialzellen mit pyknotischem Kern (Papanicolaou-Färbung; ×400)

6.2 Vaginalepithel in der zyklischen Östrogen- und Gestagenphase

Die Wirkung des Sexualhormons beruht auf seiner direkten Bindungsaffinität mit einem Rezeptormolekül der Zellmembran am Vaginalepithel. Das Rezeptormolekül wird durch die Anbindung aktiviert und von der Zellmembran zum Zellkern transportiert, wo es bereits nach wenigen Minuten die DNS zur Proliferation des Vaginalepithels anregt. Bei anhaltender Hormonwirkung beträgt die Zeit von völliger Atrophie bis zum vollen Epithelaufbau ca.1 Woche. Östrogene sind dabei erheblich wirksamer als Gestagene, die bei alleiniger Wirkung nur eine mittlere Proliferationshöhe des Plattenepithels hervorrufen können (◪ Tab. 6.1).

Abhängig vom zyklischen Einfluss der Sexualsteroide kommt es aus der Basalzellschicht zu einer Proliferation und Differenzierung der Epithelzellen der Vagina. Die Östrogene bauen das Scheidenepithel bis zur Superfizialschicht auf, die Epitheldicke und die Glykogenproduktion der Epithelzellen nimmt zu. Unter Progesteroneinfluss nimmt die Dicke des Epithels wieder ab; es wird nur bis zur Intermediärzellschicht aufgebaut. Der Epithelverbund ist relativ aufgelockert und ermöglicht den Durchtritt von Lymphozyten und Gewebsflüssigkeit in das Scheidenlumen.

> **Sexualhormone regen den Aufbau des Vaginalepithels an.**

6.3 Zyklusphasen

- Follikelphase (5.–15. Zyklustag)

Zu Beginn der Follikelphase finden sich nach Papanicolaou-Färbung überwiegend basophile Superfizialzellen, in der späten Follikelphase nehmen die eosinophilen Superfizialzellen mit pyknotischen Kernen an Zahl zu. Sie beherrschen zum Zeitpunkt der Ovulation das Zellbild. Die großen polygonalen Zellen liegen flach ausgebreitet und isoliert. Die Färbung des Zytoplasmas ist klar und transparent. Das Begleitzellbild ist meist besonders sauber und frei von Leukozyten (◪ Abb. 6.16).

> **Unter dem Mikroskop unterscheiden sich die Epithelialzellen je nach Zyklusphase.**

- Lutealphase (15.–28. Zyklustag)

Die Zellen liegen jetzt in Gruppen oder Haufen (Cluster) beieinander. Sie sind gefaltet oder eingerollt. In dieser Phase findet man immer

◪ **Tab. 6.1** Wirkung des Sexualhormons und ihr mikroskopisches Bild

Sexualhormon	Wirkung	Ausstrichbild
Östrogene	– Proliferation der Plattenepithelzellen – Gesteigerte Glykogenablagerung in der Intermediärzelle	– Große, flache Intermediärzellen – Superfizialzellen mit pyknotischen Zellkernen
Gestagene	– Verstärkte Epithelzellabschilferung	– Zellen der tiefen Oberflächenschicht – Haufenbildung (Zellcluster) – Eingerollte Zellränder

mehrere Zellformen nebeneinander. Entscheidend für die Beurteilung ist die quantitative Zusammensetzung der einzelnen Formen. Leukozytäre Beimengungen geben dem Ausstrich ein unsauberes Bild (◘ Abb. 6.17).

▪ **Menstruationsphase (1.–5. Zyklustag)**
Im Ausstrich finden sich zahlreiche Erythrozyten, auch Histiozyten und Granulozyten, außerdem vorwiegend große Intermediärzellen und Zellgruppen von endometrialen Drüsen und Stromazellen. Der mikroskopische Ausstrich ergibt ein unsauberes Bild (◘ Abb. 6.18).

▪ **Befunddokumentation**
Die Abbildungen dokumentieren die verschiedenen Zyklusphasen anhand von Färbepräparaten (◘ Abb. 6.16; ◘ Abb. 6.17; ◘ Abb. 6.18).

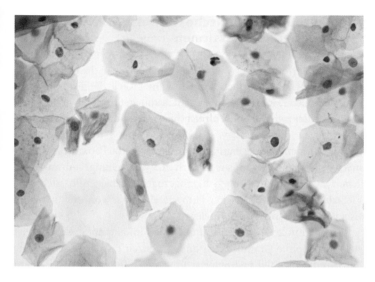

◘ **Abb. 6.16** Follikelphase: flach aus-
gebreitete hauptsächlich basophile,
aber auch eosinophile Superfizialzellen mit vorwiegend pyknotischen
Kernen, vereinzelt Intermediärzellen;
das Zellbild ist frei von Leukozyten
(Papanicolaou-Färbung; ×400)

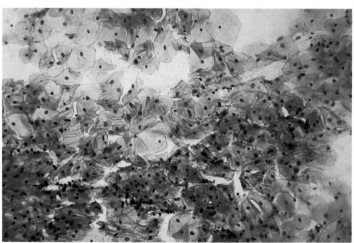

◘ **Abb. 6.17** Lutealphase: Die Zellen
liegen gehäuft in Gruppen. Im Be-
gleitbild sind vermehrt Leukozyten
und vereinzelt Histiozyten sichtbar
(Papanicolaou-Färbung)

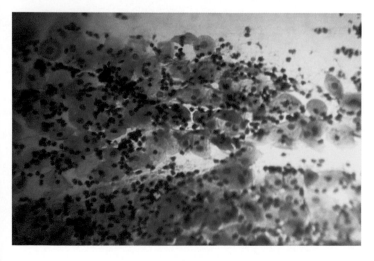

◘ **Abb. 6.18** Menstruationsphase:
große und kleine Intermediärzellen,
reichlich Erythrozyten und Granulozyten (Papanicolaou-Färbung; ×200)

6.4   Zytomorphologische Hinweise auf Genitalinfektionen

Das vaginalzytologische Abstrichpräparat wird für die mikroskopische Zelluntersuchung insbesondere zum Zweck der Frühdiagnose eines Zervixkarzinoms nach Papanicolaou gefärbt. Diese Färbung unterscheidet zwischen basophilen (blaugrün) und eosinophilen Zellen (rot).

Veränderungen am Zytoplasma und am Kern weisen auf entzündliche Prozesse hin.

Im Rahmen der Exfoliativzytologie werden die Papanicolaou-Abstriche differenzialdiagnostisch auch zur Beurteilung von entzündlichen Epithelveränderungen herangezogen. Dabei ergibt sich eine Vielzahl zytomorphologischer Hinweiszeichen sowohl für die akute als auch für die chronische Infektion.

Entzündlich degenerierte unreife Zellen sind häufig schwer von entzündlich veränderten malignen Zellen zu unterscheiden.

Im entzündlichen Abstrich finden sich im akuten Stadium meist viele neutrophile Granulozyten und ein durch Eiweißniederschläge, Blut- und Zellzerfall bedingter schmutziger Hintergrund. In einem späteren, chronischen Stadium sind zunehmend Lymphozyten, zum Teil mehrkernige Histiozyten und gelegentlich Plasmazellen vorhanden. Die Epithelzellen zeigen eine Reihe von Veränderungen, wobei die Befunde am Zytoplasma deutlicher sind als am Kern (◘ Tab. 6.2). Die endozervikalen Zylinderepithelzellen und die unreifen Plattenepithelzellen aus den tieferen Schichten sind vulnerabler und daher stärker betroffen (◘ Abb. 6.19).

Die Kern-Plasma-Relation ist im Gegensatz zur atypischen Zelle nur mäßig zugunsten des Kerns verschoben. Bei der mikroskopischen Betrachtung kann es schwierig sein, entzündlich degenerierte unreife Zellen des originären oder metaplastischen Plattenepithels mit relativ großen Kernen von entzündlich veränderten malignen Zellen abzugrenzen. Dies gilt besonders für Abstriche vom atrophischen Epithel,

◘ **Tab. 6.2** Zytomorphologische Veränderungen bei Infektionen am Plettenepithel der Vagina und Portio

Veränderungen am Kern	Veränderungen am Zytoplasma
Vergrößerung (Schwellung) durch vermehrte Wassereinlagerung	Vergrößerung
Hypochromasie	Verkleinerung
Vergrößerung und/oder Vermehrung der Nukleoli	Verformung
Pyknose mit Pseudohyperchromasie	Unscharfe Begrenzung
Karyorrhexis	Zytolyse
Karyolyse	Vakuolisierung
Mehrkernigkeit	(Pseudo)Eosinophilie
Verdickung der Kernmembran	Polychromasie
	Verminderte Anfärbbarkeit
	Perinukleäre Hofbildung
	Keratinisierung

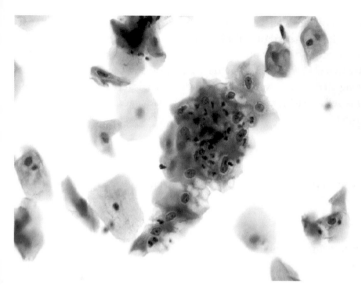

Abb. 6.19 Reaktive Entzündungsreaktion an einem Clusterverband von Intermediärzellen mit Kernvergrößerung, Hyperchromasie, perinukleärer Halobildung und grober Chromatinstruktur (Methylenblaufärbung; ×400)

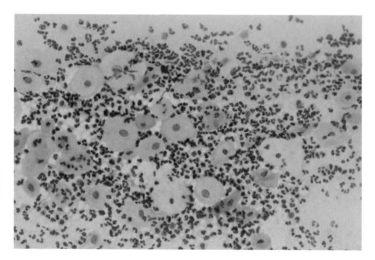

Abb. 6.20 Eosinophil gefärbte Basal- und Parabasalzellen mit leukozytär geprägtem Zellbild (×400)

das häufig als Folge einer herabgesetzten Resistenz ausgeprägte entzündlich-degenerative Veränderungen aufweist (◘ Abb. 6.20). Hier kann oft erst ein Kontrollabstrich nach Aufhellungstherapie mit Östrogenen Klarheit schaffen, da Tumorzellen auf Hormongaben nicht reagieren und zwischen den mittlerweile ausgereiften benignen Epithelzellen leicht zu erkennen sind.

> ❯ **Vaginalinfektionen können zu zytomorphologischen Veränderungen am Plattenepithel führen, die mikroskopisch in nach Papanicolaou gefärbten Abstrichen identifiziert werden können.**

Nicht epitheliale Zellen

7.1   Zellen des Blutes und des Immunsystems

Der zervikovaginale Abstrich enthält neben Mikroorganismen nahezu immer auch Zellen des peripheren Blutes.

7.1.1   Leukozyten

Leukozyten erscheinen vermehrt bei akuten Infektionen, Gewebsnekrosen, Neoplasmen.

Leukozyten sind zelluläre Elemente des menschlichen Immunsystems, die sehr unterschiedliche Funktionen ausüben. Ihre Aufgabe besteht unter anderem darin, körpereigene und körperfremde Strukturen zu erkennen, Antikörper zu bilden und Krankheitserreger sowie körpereigene Abbauprodukte zu phagozytieren. Die einzelnen Leukozytensubgruppen übernehmen im komplexen Prozess der Immunabwehr jeweils spezialisierte Teilaufgaben.

Im Vaginalsekret sowie im Bereich der Zervix finden sich auch unter physiologischen Bedingungen Leukozyten in geringer Anzahl, ohne dass eine akute Infektion vorliegt. Eine pathologische Vermehrung von Leukozyten tritt bei akuten Infektionen und bei Gewebsnekrosen auf, insbesondere bei Neoplasmen.

Lymphozyten finden sich in zytologischen Abstrichen weitaus seltener als Leukozyten. Diese immunkompetenten Zellen zeigen sich im Abstrich vor allem bei:
- chronischen Infektionen,
- menstrueller Blutung,
- lokalen allergischen Abwehrreaktionen.

Leukozytensorten (nach morphologischen Kriterien)
- Granulozyten
  - Neutrophile Granulozyten
  - Jugendliche Granulozyten
  - Stabkernige Granulozyten
  - Segmentkernige Granulozyten
  - Basophile Granulozyten
  - Eosinophile Granulozyten
- Lymphozyten
  - B-Lymphozyten (B-Zellen)
  - T-Lymphozyten (T-Zellen)
  - Natürliche Killerzellen (NK-Zellen)
- Monozyten

■ **Morphologie der Leukozyten**

Leukozyten sind etwa doppelt so groß wie Erythrozyten, aber kleiner als die vaginalen Plattenepithelzellen. Ihr mittlerer Durchmesser schwankt zwischen 7 µm bei Lymphozyten und 20 µm bei Monozyten. Der Zellkern kann je nach Zelllinie rundlich, bohnenförmig, stabförmig oder segmentiert sein. Bei Lymphozyten ist der Zytoplasmasaum sehr schmal, bei Monozyten deutlich breiter. Das Zytoplasma selbst kann transparent sein oder Granulationen aufweisen. Im Gegensatz zu Erythrozyten sind Leukozyten amöboid beweglich und können aktiv aus dem Blutstrom in verschiedene Zielgewebe einwandern.

- **Plasmazellen**

Plasmazellen differenzieren sich aus aktivierten B-Lymphozyten. Sie treten bei chronischen Infektionen gemeinsam mit Leukozyten, Lymphozyten und Histiozyten in Erscheinung. In zytologischen Abstrichen finden sich die Plasmazellen relativ selten.

Plasmazellen treten bei chronischen Infektionen auf.

Morphologie Plasmazellen sind runde Zellen, die einen exzentrischen Kern mit einer typischen Radspeicherstruktur aufweisen. Die Papanicolaou-Färbung zeigt ein chromophob bis basophil gefärbtes Zytoplasma mit auffallend deutlicher perinukleärer Aufhellung.

- **Befunddokumentation**
(◨ Abb. 7.1-7.7)

▪ **Phasenkontrasttechnik** (◨ Abb. 7.1; ◨ Abb. 7.2; ◨ Abb. 7.3)

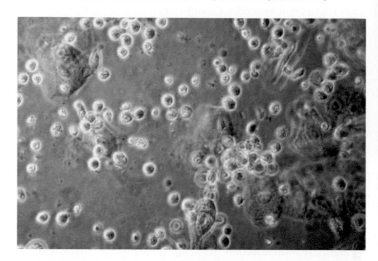

◨ **Abb. 7.1** Hohe Dichte von Leukozyten (×400)

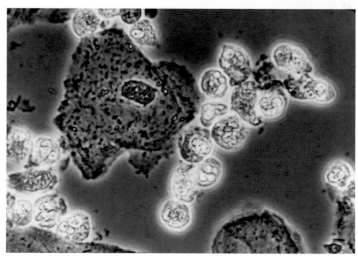

◨ **Abb. 7.2** Leukozyten (×1.000)

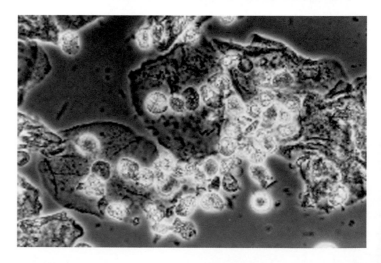

◨ **Abb. 7.3** Leukozyten (×400)

- **Färbetechnik** (◘ Abb. 7.4; ◘ Abb. 7.5; ◘ Abb. 7.6; ◘ Abb. 7.7)

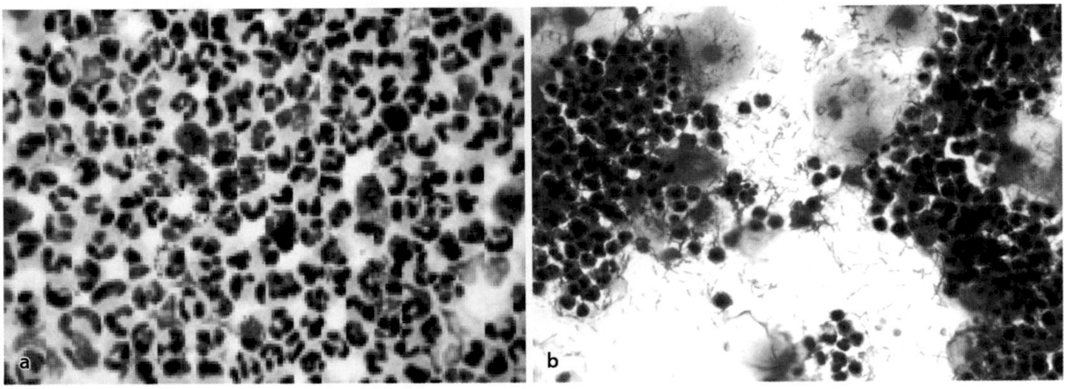

◘ **Abb. 7.4a,b** Polymorphkernige Leukozyten (Methylenblaufärbung; ×400)

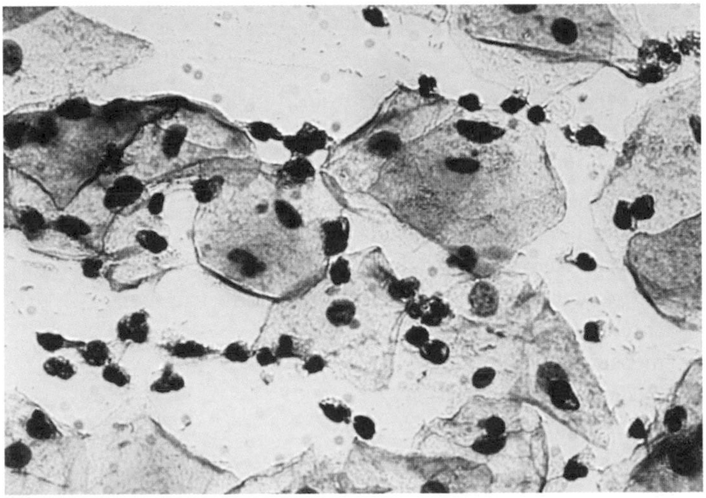

◘ **Abb. 7.5** Leukozyten, Intermediärzellen und Mischflora (×400)

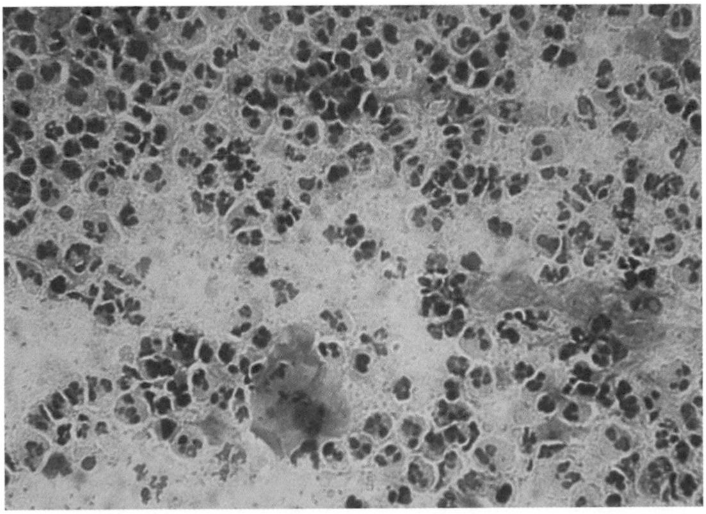

◘ **Abb. 7.6** Polymorphkernige Leukozyten in der Gram-Färbung (×400)

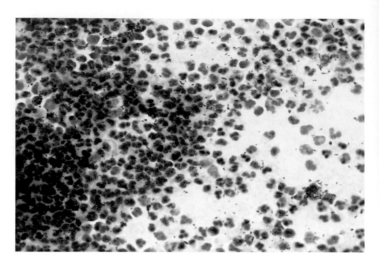

◧ **Abb. 7.7** Leukozytenansamlung im Umfeld einer grampositiven Mischflora (×400)

7.1.2 Histiozyten

Histiozyten sind gewebetypische Makrophagen.

Histiozyten sind Teil des menschlichen Immunsystems und sind eine Form gewebetypischer Makrophagen. Aufgrund ihrer hohen Enzymausstattung und ihrer Größe sind Histiozyten in der Lage, Mikroorganismen zu phagozytieren und abzubauen.

Histiozyten finden sich im zytologischen Abstrich bei:
— chronischen Infektionen,
— menstrueller Blutung,
— Zustand post partum,
— Reparationsprozessen,
— Neoplasien.

■ **Morphologie der Histiozyten**

Histiozyten zeigen eine große Variabilität in Form und Größe. Kleine und große Histiozyten werden von mehrkernigen histozytären Riesenzellen unterschieden (◧ Abb. 7.8). Die Zellkerne haben bohnen- oder nierenförmige Konturen und enthalten ein fein granuliertes Chromatin. Das Zytoplasma erscheint hell und ist oft mit Vakuolen oder kleinen phagozytierten Zellfragmenten versehen.

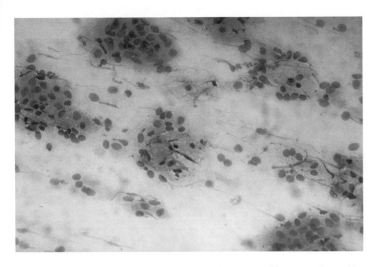

Abb. 7.8 Histiozyten mit leicht runden bis gebogenen Zellkernen, teilweise Vakuolenbildung, mehrkernige Riesenzelle erkennbar (Papanicolaou-Färbung; ×400)

7.1.3 Erythrozyten

Erythrozyten werden im zytologischen Abstrichpräparat insbesondere gefunden bei

- Mikroläsionen,
- Infektionen,
- beginnender oder abklingender Menstruation,
- Portioektopie bei leichter Verletzlichkeit.

▪ Morphologie der Erythrozyten

Erythrozyten sind rund-ovale, scheibenförmige, kernlose Zellen mit einen Durchmesser von rund 7,5 µm. Ihre bikonkave, abgeplattete Form wird durch dichtes, strukturgebendes Netz von Filamenten (erythrozytäres Zytoskelett) ermöglicht, das sich unter der Zellmembran befindet und in diese einstrahlt. Vereinzelt sieht man die bikonkave Form auch mit einer zentraler Eindellung (◘ Abb. 7.9). Hauptbestandteil der Erythrozyten ist das Protein Hämoglobin, das ihnen ihre charakteristische rote Farbe verleiht und für den Sauerstofftransport verantwortlich ist.

In der Papanicolaou-Färbung erscheinen Erythrozyten leuchtend rot, sofern eine frische Blutung vorgelegen hat (◘ Abb. 7.10). Alte Erythrozyten hingegen erscheinen aufgrund ihrer schnellen Degeneration als blasse, grünliche bis farblose Scheiben.

> **Erythrozyten sind in der Papanicolaou-Färbung leuchtend rot.**

- **Phasenkontrasttechnik (◘** Abb. 7.9)

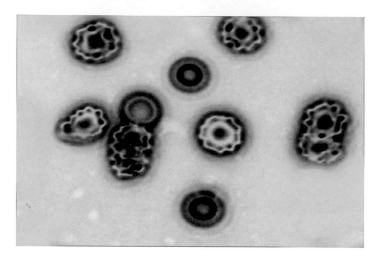

◘ Abb. 7.9 Verschiedene Formen von Erythrozyten: Stechapfel und Ring (×1.000)

- **Färbetechnik (◘** Abb. 7.10)

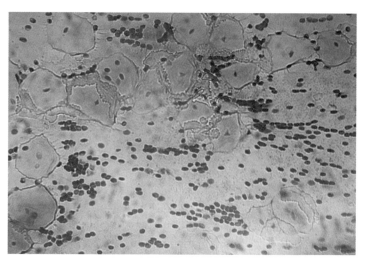

◘ Abb. 7.10 Erythrozyten im Umfeld von Plattenepithelzellen (×400)

7.2 Geschlechtszellen

7.2.1 Spermien

Das Spermium (Spermatozoon) des Mannes ist etwa 60 μm lang und setzt sich zusammen aus:

- einem ovalen Kopfteil, der den haploiden Zellkern mit den Erbinformationen enthält,
- einem Mittelstück mit einer Vielzahl von Mitochondrien, die die Energie in Form von ATP-Molekülen für die Fortbewegung liefern,
- einem Schwanzstück, das durch peitschenförmige Bewegungen für die Wanderung des Spermiums zur Eizelle sorgt.

Die Entwicklung der Spermien erfolgt in den Hodenkanälchen insbesondere unter dem Einfluss von Testosteron und dem follikelstimulierenden Hormon (FSH). Ausgehend von einer Stammzellenteilung während der Embryonalentwicklung werden bis zur Pubertät Vorstufen der Spermien (Spermatogonien) gebildet. Mit Eintritt in die Pubertät entwickeln sich durch Teilung und Differenzierung dieser Vorstufen die reifen Spermien (Spermatozoen). Der Spermienreifungsprozess dauert ca. 72 Tage. Anschließend werden die Spermien im Nebenhoden gespeichert.

Die Bildung von Spermien wird das ganze Leben lang fortgesetzt, kann aber im Alter oder nach schweren Krankheiten sowie durch verschiedene Substanzen unterbrochen sein (Nieschlag 1999).

■ **Ejakulat des Mannes**
Das Volumen des menschlichen Ejakulats beträgt 2–6 ml, wobei 1 ml durchschnittlich 20–150 Mio. Spermien enthält. Das sind 0,5% des gesamten Ejakulats – der Rest ist Samenflüssigkeit.

Die Spermien betragen 0,5% des gesamten Ejakulats.

Spermienanteil des normalen Ejakulats
- Anteil an Spermatozoen (Spermien): mindestens 20 Mio./ml Ejakulat
- Volumen: 2–6 ml
- Anteil an lebenden Spermatozoen: mehr als 50%
- Anteil normal geformter Spermatozoen: mehr als 50%
- Anteil normal beweglicher Spermatozoen: mehr als 30%
- Anteil zumindest mäßig beweglicher Spermatozoen: mehr als 20%

Die angeführten Zahlen gelten als Richtwerte, die zur Beurteilung der Fruchtbarkeit des Mannes herangezogen werden (Nieschlag 1999). Solange die Zahl der missgeformten oder unbeweglichen Spermien innerhalb der angeführten Richtwerte/Grenzen liegt, sind sie als normal anzusehen und bedeuten keine Einschränkung der Fruchtbarkeit.

Das Ejakulat ist normalerweise schwach alkalisch (pH-Wert 7,2) und ermöglicht dadurch die Beweglichkeit der Spermien, die in einer sauren Umgebung bewegungslos bleiben. Es bildet einen Schutz vor dem sauren Milieu der Vagina. Der Zervixschleim hingegen ist alkalisch und fördert die Bewegung. Die Spermien sind im weiblichen Genitaltrakt etwa 24–72 Stunden lang befruchtungsfähig und können darin etwa 3 mm Wegstrecke pro Minute zurücklegen.

■ **Spermiogramm**

Qualitätssicherung bei der mikroskopischen Ejakulatuntersuchung

Die Untersuchung der Spermatozoen erfolgt mit Hilfe eines Spermiogramms. Dieses ist im Rahmen der Sterilitätssprechstunde eine wichtige Grundlage zur Beurteilung der männlichen Fertilität (Nieschlag 1999). Anhand verschiedenster Methoden werden dabei folgende Faktoren untersucht:

— Farbe,
— Geruch,
— Volumen,
— pH-Wert,
— Verflüssigungszeit,
— Motilität,
— Spermienanzahl und -dichte,
— Lebendigkeit,
— Aussehen.

❯ Bei der mikroskopischen Ejakulatuntersuchung sind die Grundsätze der Qualitätssicherung zu beachten. Dazu zählen Untersuchungen der Spermienkonzentration, Motilität und Morphologie. Die Bestimmung der Spermienkonzentration erfolgt bei einer Objektivvergrößerung von ×40. Für die Untersuchung der Morphologie sind die normalen oder abnormalen Spermatozoen und hinsichtlich der Mortalität die progressiv beweglichen, lokal beweglichen oder immobilen Spermatozoen zu quantifizieren (Richtlinie der Bundesärztekammer 2011; Kniehl et al. 2010).

■ **Mikroskopisches Abstrichpräparat**

Spermien sind oft über mehrere Tage post coitum im mikroskopischen Abstrichpräparat sichtbar. Für ihre Darstellung sind ungefärbte und gefärbte Nativpräparate geeignet, die bei einer 400fachen Vergrößerung im Phasenkontrastmikroskop oder mittels Hellfeldmikroskopie betrachtet werden können.

Unter dem Mikroskop sind die typischen Strukturen der Spermaköpfe und die zarten ausgestreckten oder geschlängelten Schwänze erkennbar. Meist treten sie in fischzugartigen Formationen innerhalb des Zervixsekrets auf. Ist der Schwanzteil abgefallen, z. B. bei Degeneration, sind nur noch die Köpfe in mehr oder minder gut erhaltenem Zustand zu sehen.

Die isoliert stehenden Köpfe sind differenzialdiagnostisch nicht immer leicht von Sprosspilzzellen zu unterscheiden. Die Sprosspilzzellen zeigen eine homogenere Struktur als die Spermaköpfe, die eine typische apikale Kopfaufhellung durch das Akrosom aufweisen.

❯ Der Spermiennachweis aus dem Vaginalsekret kann unter Umständen bei der Aufklärung von Vergewaltigungen bedeutsam sein: Man sollte bei entsprechender Anamnese mindestens 2 Abstriche machen (1 Vaginal-,1 Zervixabstrich).

▪ **Phasenkontrasttechnik** (◨ Abb. 7.11; ◨ Abb. 7.12)

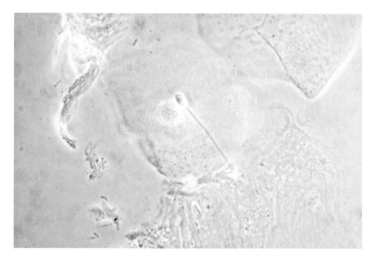

◨ **Abb. 7.11** Spermium auf einer Epithelzelle (×400)

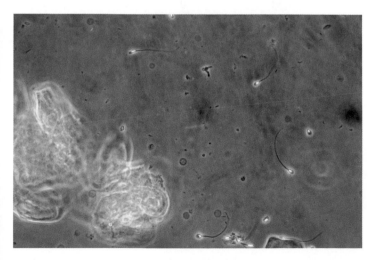

◨ **Abb. 7.12** Vitale Spermien im Nativpräparat (×400)

■ **Färbetechnik** (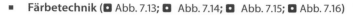 Abb. 7.13; ◘ Abb. 7.14; ◘ Abb. 7.15; ◘ Abb. 7.16)

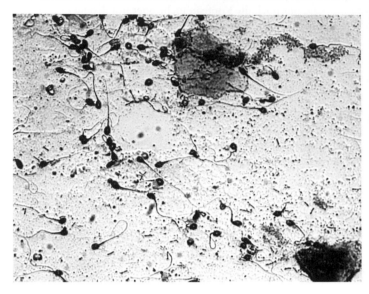

◘ **Abb. 7.13** Spermien in der Methylenblaufärbung (×400)

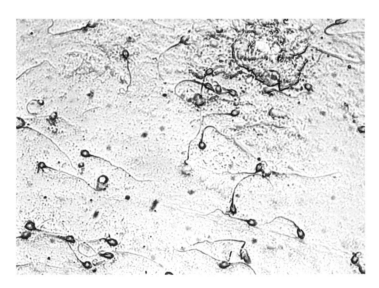

◘ **Abb. 7.14** Spermien mit geschwungenem Schwanz und apikaler Kernaufhellung (Methylenblaufärbung; ×400)

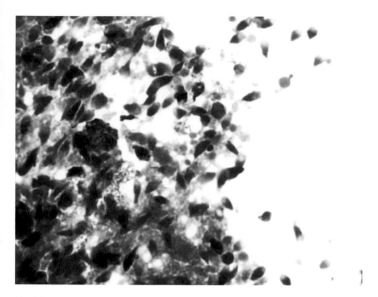

⬛ Abb. 7.15 Spermaköpfe in der Methylenblaufärbung (×1.000)

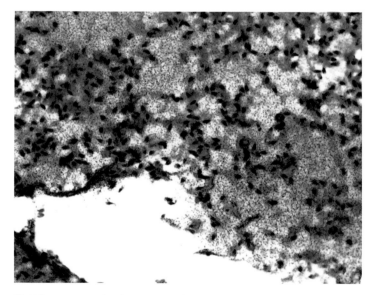

⬛ Abb. 7.16 Spermaköpfe und Kokkenflora in der Gram-Färbung (×400)

Mikroskopie als unterstützendes diagnostisches Verfahren

Bei der Diagnose diverser Infektionen stehen andere Methoden als die Mikroskopie im Vordergrund. Dennoch kann auch in vielen dieser Fälle die mikroskopische Diagnostik unterstützend eingesetzt werden und dabei hilfreiche oder gar entscheidende Hinweise geben. So auch in der Gynäkologie.

Die Mikroskopie der vaginalen Flora hat klare Grenzen. Verschiedene Beispiele zeigen aber, dass es sich lohnt, nach bestimmten Entzündungsmarkern im Abstrichpräparat zu suchen oder überhaupt ein Abstrichpräparat zu erstellen und unter dem Mikroskop zu untersuchen.

Wenn z. B. bei einer zytologischen Untersuchung nach Papanicolaou in einigen Zellen Einschlusskörperchen gefunden werden, kann dies ein Hinweis auf eine Infektion mit Chlamydia trachomatis sein: ein Hinweis, dem weiter nachgegangen werden sollte.

Eine Gonorrhö wird heute keiner mehr ausschließlich mit einer Methylenblaufärbung diagnostizieren. Wenn aber die Klinik dazu passt und sich tatsächlich intraleukozytäre Diplokokken im Abstrichbild finden, gibt das Anlass für eine genauere Untersuchung durch eine Kultur oder für eine Multiplex-PCR, sofern ein Zusammenhang mit einer Zervizitis besteht.

Ebenso ist das Mikroskop bei einem Herpes genitalis kein geeignetes Instrument für eine abgesicherte Diagnostik. Sollten aber mehrkernige Riesenzellen in einem Abstrichpräparat auffallen – was selten genug ist –, dann sollte Herpes genitalis näher in Betracht gezogen werden, woraufhin die Diagnose vervollständigt werden kann.

Andererseits – wenn vulväre Herpesläsionen putride belegt sind und wir Superinfektionen vermuten – ist es schon sinnvoll, einen Blick in das Mikroskop zu werfen. Denn mit der ausschließlichen Behandlung des Herpes werden die Beschwerden nicht so schnell abklingen, wenn sich noch unentdeckte Mikrokokken in der Läsion befinden.

Ein Ulkus als luetischer Primäraffekt der Vulva ist eine Rarität, ein Abszess allerdings, der sich z. B. nach einer Folliculitis barbae geöffnet hat, nicht unbedingt. Wenn dieses Ulkus chronisch wird, kann das Mikroskop zu einer sensibel indizierten Probeexzision und zum Ausschluss eines Malignoms verhelfen.

All diese zusätzlichen Aspekte geben wertvolle Informationen für eine Diagnose, aber auch für eine effektive Therapie.

Literatur

Rooijakkers SH et al. (2009) Structural and functional implications of the alternative complement pathway C3 convertase stabilized by a staphylococcal inhibitor. Nat Immunol 10(7):721–7

Rosen T, Vandergriff T, Harting M (2009) Antibiotic use in sexually transmissible diseases. Dermatol Clin 27:49–61

Schöfer H (2009) Resistenzproblematik sexuell übertragbarer bakterieller Infektionen. Med Report 33:12

Schröder R (1921) Zur Pathogenese und Klinik des vaginalen Fluors. Zentralbl Gynäkol 38:1350–1361

Schwiertz A (2004) Bedeutung und Nachweis der vaginalen Leitflora. EHK 53:550–553

Singh PK et al. (2000) Quorum-sensing signals indicate that cystic fibrosis lungs are infected with bacterial biofilms. Nature 407:762–764

Soost HJ, Baur S (1990) Gynäkologische Zytodiagnostik. Georg Thieme, Stuttgart,S 64–69

Spiegel CA, Amsel R, Holmes KK (1983) Diagnosis of bacterial vaginosis by direct gram stain of vaginal fluid. J Clin Microbiol 18(1):170–7

Stute P (2010) Unter dem klinischen Bild der vulvovaginalen Atrophie auftretende Veränderungen des weiblichen Genitale. Gyn 15:271–275

Thiemann F, Cullen PM, Klein HG (2006) Leitfaden Molekulare Diagnostik. Wiley-VCH, Weinheim, S 159–163

Valore EV, Park CH, Igreti SL, Ganz T (2002) Antimicrobial components of vaginal fluid. Am J Obstet Gynecol 187: 561–568

Weissenbacher ER (2001) Fluorpraktikum. medifact-publishing, München, S 15–30

Wenz M (1993) Laktobazillenarten und Wasserstoffperoxid-(H2O2)- Bildung bei Frauen mit Normalflora und Aminkolpitis. Dissertation. In: Petersen E (Hrsg) Infektionen in Gynäkologie und Geburtshilfe, 2. neub. u. erw. Aufl. Georg Thieme, Stuttgart

Stichwortverzeichnis

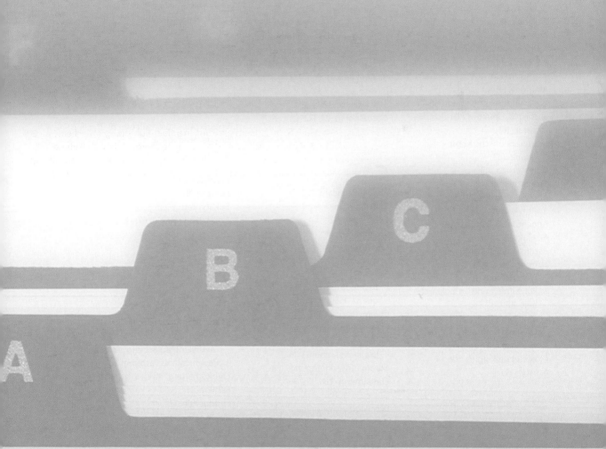

Printing: Ten Brink, Meppel, The Netherlands
Binding: Stürtz, Würzburg, Germany